临床护理
思维与决策

主　　编　李惠玲　柏亚妹

副 主 编　胡化刚　田　利　侯云英　孟红燕

编　　者　（以姓氏笔画为序）

田　利（苏州大学附属第一医院）　　　林　璐（苏州大学附属第一医院）

朱乃芬（苏州市立医院）　　　　　　　周　英（苏州市立医院）

李小勤（苏州大学附属第一医院）　　　孟红燕（苏州大学附属第一医院）

李春会（苏州大学护理学院）　　　　　胡化刚（苏州大学护理学院）

李惠玲（苏州大学护理学院）　　　　　柏亚妹（南京中医药大学护理学院）

邱兰峰（苏州大学附属第一医院）　　　侯云英（苏州大学附属第一医院）

张　芳（苏州大学附属儿童医院）　　　唐兆芳（苏州大学附属第一医院）

陈　都（苏州大学附属第一医院）　　　葛宾倩（苏州大学护理学院）

编写秘书　葛宾倩（苏州大学护理学院）

人民卫生出版社

图书在版编目（CIP）数据

临床护理思维与决策 / 李惠玲，柏亚妹主编. —北京：人民卫生出版社，2019

ISBN 978-7-117-28097-6

Ⅰ. ①临… Ⅱ. ①李… ②柏… Ⅲ. ①护理学 Ⅳ. ①R47

中国版本图书馆 CIP 数据核字（2019）第 026061 号

人卫智网	www.ipmph.com	医学教育、学术、考试、健康，购书智慧智能综合服务平台
人卫官网	www.pmph.com	人卫官方资讯发布平台

临床护理思维与决策

主　　编：李惠玲　　柏亚妹
出版发行：人民卫生出版社（中继线 010-59780011）
地　　址：北京市朝阳区潘家园南里 19 号
邮　　编：100021
E - mail：pmph @ pmph.com
购书热线：010-59787592　　010-59787584　　010-65264830
印　　刷：北京铭成印刷有限公司
经　　销：新华书店
开　　本：710×1000　1/16　　印张：14
字　　数：267 千字
版　　次：2019 年 6 月第 1 版　2023 年 12 月第 1 版第 4 次印刷
标准书号：ISBN 978-7-117-28097-6
定　　价：38.00 元
打击盗版举报电话：010-59787491　　E-mail：WQ @ pmph.com
（凡属印装质量问题请与本社市场营销中心联系退换）

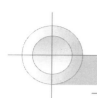

前　言

　　决策学是以决策为研究对象的综合性学科。主要研究决策原理、决策程序和决策方法，探索如何作出准确决策的规律。决策学也是社会化大生产的直接产物，对于实现决策的科学化和民主化具有十分重要的意义。决策学是一门研究科学决策的理论、原则、程序和方法的新兴综合性学科，它产生于 20 世纪 50 年代的美国，其创始人是美国的诺贝尔奖获得者赫尔伯特西蒙。

　　《"健康中国 2030"规划纲要》和《全国护理事业发展规划（2016—2020 年）》指出，院校协同培养具有岗位胜任力和综合思辨能力的复合型护理人才，尤其是本科院校更应将临床护理工作中的评判性思维、思辨能力及解决问题的决策力作为区别于高等职业教育院校人才培养的关键素质，也是适应精准医学发展需要的现实要求，更是高级实践护士及专科护士临床实践的核心能力之一。

　　临床护理思维与决策能够培养护理人员临床思维能力、评判性思维、临床决策能力等。本教材是针对护理专业本科实习前学生量身定做、弥补临床思维能力不足、立足培养具有评判性思维的护理人才的重要课程教本，以临床思维与决策分析案例为线索，强化护理临床专业课程和临床护理思维与决策的耦合与相关性，借此培养护理学生的评判性思维与临床决策分析能力。

　　以往的护理教育中，往往缺少对临床护理思维与决策课程的系统设置和安排。本书涵盖了临床护理思维与决策的理论篇与实践篇，理论篇系统阐述了临床护理决策分析的理论和方法基础，包括绪论、评判性思维与决策分析基本原理、决策树的构建、临床护理决策中的概率、临床护理决策效用分析、循证护理决策分析、系统评价和 meta 分析共七章。实践篇包括基于循证的决策分析在临床护理中的应用、临床急危重症护理决策、临床母婴护理决策、临床内科护理决策、临床外科护理决策及老年护理与临终关怀决策共六章，结合临床经典个案，运用科学的循证方法分析推理，构建决策树，获得最佳决策证据，以此激励广大护理专业学生以及护理工作者得到决策学的启迪，进一步提升护理工作者的临床思维与决策能力，从而更加安全、精准、高效地护理病人。

李惠玲　柏亚妹

2019 年 4 月

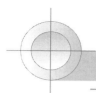

目　录

上篇　理　论　篇

下篇　实　践　篇

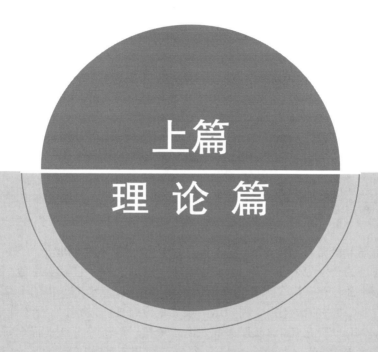

上篇

理 论 篇

　　临床护理思维与决策是护士临床综合技能的重要组成部分，有效的临床决策不仅关系到临床护理干预的科学性、有效性，而且对护理学科发展的独立性及专业护理实践的未来十分重要，当代护理教育尤其应注重对学生临床决策能力的培养。本篇分为七章，分别以绪论、评判性思维与决策分析基本原理、决策树的构建、临床护理决策中的概率、临床护理决策效用分析、循证护理决策分析、系统评价和 meta 分析对临床护理思维与决策概念及内涵进行界定和阐释。

第一章 绪 论

学习目标

1. 识记决策与决策分析的概念及内涵。
2. 识记临床思维与临床决策的概念及各自特点。
3. 识记临床思维与临床决策的相互关系。
4. 理解临床决策的不确定性以及风险值。
5. 理解临床决策的艺术性及其重要性。

在西方哲学史上，有一个非常著名的故事——"布利丹的驴子"。故事说一位名叫布利丹的哲学家养了一头驴，这头驴和别的驴不同，它喜欢思考，凡事总喜欢问个为什么。有一次主人在它面前放了两堆体积、色泽都一样的干草，给它做午餐。这下可把它给难住了，因为这两堆干草没有任何差别，它没法选择先吃哪一堆，后吃哪一堆，最后，这头驴子面对两堆草料，饿死了，它因此而名垂哲学史。

三国演义中，著名的《隆中对》是刘备三顾茅庐拜访诸葛亮时，诸葛亮为刘备分析了天下形势提出先取荆州为家，再取益州成鼎足之势继而图取中原的战略构想。最终促成三国鼎立的战略决策。

其实在现实生活中，并没有那么理性的近乎愚蠢的驴子，更没有这样的人，也并非是每个人都可以做到诸葛亮这般睿智。但是，人们随时随刻都面临着选择，面临着决策，怎样得到最理智、最正确的答案是人类所追求的。

知识链接

赫伯特·西蒙

赫伯特·西蒙（Herbert A. Simon，1916—2001），美国管理学家和社会科学家，经济组织决策管理大师。他倡导的决策理论，是以社会系统理论为基础，吸收古典管理理论、行为科学和计算机科学等的内容而发展起来的一门边缘学科。由于他在决策理论研究方面的突出贡献，他被授予1978年度诺贝尔经济学奖。

第一节　决策与决策分析的概念

一、决策的相关概念

决策（decision），语出《韩非子·孤愤》："智者决策於愚人，贤士程行於不肖，则贤智之士羞而人主之论悖矣"，指决定的策略或办法。决策用英语表述为 decision making，意思就是作出决定或选择。时至今日，对决策概念的界定不下上百种，但仍未形成统一的看法，诸多界定归纳起来，基本有以下三种理解：

一是把决策看作是一个包括提出问题、确立目标、设计和选择方案的过程。这是广义的理解。

二是把决策看作是从几种备选的行动方案中作出最终抉择，是决策者的拍板定案。这是狭义的理解。

三是认为决策是对不确定条件下发生的偶发事件所做的处理决定。这类事件既无先例，又没有可遵循的规律，做出选择要冒一定的风险。也就是说，只有冒一定风险的选择才是决策。这是对决策概念最狭义的理解。

决策理论是把第二次世界大战以后发展起来的系统理论、运筹学、计算机科学等综合运用于管理决策问题，形成的一门有关决策过程、准则、类型及方法的较完整的理论体系。决策理论已形成了以诺贝尔经济学奖得主赫伯特·西蒙为代表人物的决策理论学派。

他认为人的实际行动不可能完全理性，决策者是具有有限理性的行政人，不可能预见一切结果，只能在供选择的方案中选出一个"满意的"方案。"行政人"对行政环境的看法简化，往往不能抓住决策环境中的各种复杂因素，而只能看到有限几个方案及其部分结果。事实上，理性程度对决策者有很大影响，但不应忽视组织因素对决策的作用。

现今，"决策"一词通常指从多种可能中作出选择和决定。它是为了实现特定的目标，根据客观的可能性，在占有一定信息和经验的基础上，借助一定的工具、技巧和方法，对影响目标实现的诸因素进行分析、计算和判断选优后，对未来行动作出决定。决策是人们在政治、经济、技术和日常生活中普遍存在的一种行为，是管理中经常发生的一种活动。

二、决策分析的相关概念

分析（analysis）是一种清晰、量化和规定的方法。

说它清晰，在于它要求决策者把待解决问题的逻辑结构分解成几部分以便于逐个分析,然后用系统的方法再将其合并从而提出决策。分析过程要求决策者清楚地考虑到必须要做选择的时间性、作出明确决策所需的资料以及清楚地认识到有关的不确定因素和各种可能结果的相对概率。

这种方法的量化性在于决策者必须对重要不确定因素的证据和看法进行排序(用概率来表达)并明确计算出各种可能结果的概率大小。

决策分析(decision analysis)一般指从若干可能的方案中通过决策分析技术,如期望值法或决策树法等,选择其一的决策过程的定量分析方法。决策分析是一门与经济学、数学、心理学和组织行为学有密切相关的综合性学科。它的研究对象是决策,它的研究目的是帮助人们提高决策质量,减少决策的时间和成本。因此,决策分析是一门创造性的管理技术,它包括发现问题、确定目标、确定评价标准、方案制定、方案选优和方案实施等过程。

尽管还没有专门针对医疗问题的决策分析,但许多临床问题已应用了决策分析方法,有人建议还应该在临床处理上更广泛地使用决策分析。既然决策分析适用于在不确定情况下做出选择,因而自然适用于临床问题的决策。

决策分析对临床医护决策者是一个十分有价值的工具,这些决策包括影响病人个体的决策以及影响到病人群体的社会政策的决策。因此,医生在让病人接受功效强、昂贵的检查和治疗干预时,应该有一种社会责任感使自己合理地运用这些资源。

最重要的是决策分析是一种规定性而不是描述性的方法。它是为了帮助医生决定在特定情况下该做什么,因此医生的决策是基于问题的结构、不确定的情况以及数值化的结果这三者进行评定的。

第二节　临床思维与临床决策

一、相关概念

(一)临床思维

临床思维(clinical thinking)是指训练有素的医生应用科学的、合乎逻辑的思辨方法和程序进行的临床推理,根据已知科学知识与原理,结合病人临床信息建立诊断和鉴别诊断,作出临床决策的过程。

医学教育家奥斯勒曾说过:医学是一门有关"不确定性"的科学和概率的艺术。这种"不确定性"实际上是由临床问题本身的特征所决定的。

(二)临床决策

临床决策(clinical decision)一般指医生对病人进行诊断,确诊疾病后,从多种治疗方案中择优选择一种最适合病人的治疗方案,即多方案择优。它包括决策前的提出问题，搜集资料，预测未来，确定目标，拟订方案，分析估计和优选，实施中的控制和反馈，必要的追踪等全过程。

二、临床思维的特点

临床医学的认识对象是活生生的、具有社会性的患病的人。它比其他自然科学和基础医学的对象要复杂得多。认识对象的复杂性决定了认识任务的特殊性，因此和其他领域的研究方法相比，临床思维便具有一些明显的不同之处。

（一）主体性和客体性的交错和相互作用

简单看来，医生和病人的关系似乎是单纯的主客体关系。医生是临床认识和行动的主体，在临床思维中起主导作用，决定病人的前途。但这只是事情的一个主要方面，另一方面还要看到，由于病人是具有主观能动性的人，不同于自然界中一般的客体。在许多情况下，病人能够有意无意地参与临床思维。作为认识客体的病人，其对病痛的感受和叙述，对病因病程的设想等，都可以为医生的思维提供素材、引导方向，对医生诊断的形成有一定的作用，这即是病人主体性的表现。在治疗中病人的主体性也很突出，他不仅是一个被医生治疗的对象，而且也参与治疗自己。医生提出的治疗方案，需要有病人的合作才能付诸实施。病人的主体性作用，对于医生的诊断是否正确、治疗是否有效，都会有直接的影响。因此，在临床上必须同时注意病人的客体性和主体性，既注意研究疾病的客观表现，又注意对病人主观能动性的调动和正确引导。

（二）个体性

临床医学所医治的是具体的患病的个人。疾病固然有共同的特征和规律，但它在每一个病人身上的表现都会有所不同，疾病的共性寓于临床病人千差万别的个性表现之中，因此在研究具体病人时，切不可完全照搬书本理论，犯教条主义的错误。正如某些著名医学家所说的："从没有见过两个表现完全相同的伤寒病人。""每一个病人都是一个独特的个体，每一例病人的诊疗过程都是一次独特的科学研究过程。"

强调临床思维的个体性，当然不是否认共性规律的指导作用，而是强调从每一个病人的实际出发来认识一般规律的特殊表现，通过个体病人的研究来验证、应用，以至丰富、发展一般性的理论。

（三）时间的紧迫性和资料的不完备性

救死扶伤的临床工作有很强的时间性，特别是对急重病人，必须在很短的时间内做出决断并进行治疗。因此不可能无时间限制地观察下去，这一点同一般的科学研究大不相同。同时，这也就决定了往往要在根据不充分的情况下作出临床判断。疾病的发展是一个逐步暴露其特点的自然历程，而临床医生不能等待这一自然历程的充分展开——那时病人可能已经面临死亡，或是不胜痛苦。尽管临床检查手段多种多样，临床医生也不能对一个病人遍行各种检查，而只能有目的有选择地进行某些项目的检查。因此临床医生只能在很不完善或不太完善或接近完善的资料基础上作出判断和决策，这当然是临床思维带有盖然性的原因之一。

（四）动态性

临床思维的认识对象是活的病人，是正在不断发展变化着的疾病，这就要求医生的认识具有明显的动态性。诊断作出来了，还要不断验证，随着病程的发展，可能要改变或增加诊断。治疗进行了，还要不断观察病人的种种反应，随机应变——注意调整治疗方案，消除副作用，增强疗效，加速病人的痊愈和康复。如果医生的思维停滞、僵化，将认识固定在疾病的某一阶段或诊断和治疗的某一公式（概念）上，则常常导致误诊、误治。所以，临床思维不是一次完成的，而是一个反复观察、反复思考、反复验证的动态过程。

（五）盖然性（或然性）

临床思维具有较大的盖然性。在某种意义上，几乎可以说临床诊断都是假说，而治疗都有一定的试验性。造成诊断和治疗判断的盖然性的因素很多，有的来自逻辑本性（例如以类比推理来提出拟诊、根据归纳推理来判明疗效等，本身就有或然性），有的来自病人的个体特异性，有的来自资料的不完备性，有的来自客观上缺乏及时的特征性很强的诊断根据和治疗措施；当然也还有医生本人知识经验不足、观察不细、测量不准、思维方法不当等主观的因素。说临床思维有盖然性，并不是否认它也有确定性（如经过肺部 X 线摄影、痰中找结核菌等确诊某人患肺结核，这就是确定性的判断），而是说，由于认识对象的复杂多变和时间性强等原因，使得临床思维的推理过程中含有较多的不确定成分。而且在完成一个阶段的判断之后，进一步的临床思维仍有不确定性，例如对这个具体病人疾病的类型、阶段，对疾病反应的个性特点，对治疗的选择和反应，以至疗效和预后的判定、后遗症的预防等的认识，也还是有盖然性的。认识这种盖然性，不是对医学科学和临床思维的贬低或采取相对主义、虚无主义的态度，而是按照临床工作的本来面目来认识它。认识临床思维的盖然性，有利于纠正武断、偏执等弊病，有利于医生自觉地培养谦虚谨慎、尊重客观实际的作风，从而使临床工作建立在更科学、更可靠、更有效的基础上。

（六）逻辑与非逻辑的统一

临床思维既是一个逻辑思维过程，又包含一些有时是很重要的非逻辑的因素。临床思维的非逻辑因素至少表现在两个方面。一个是医生作为思维的主体方面,除了有逻辑推理之外,还可能有"意会知识"(tacit knowledge)、"直觉"以及尚未或不能用明确的概念表达出来的"个体经验"等非逻辑性的成分在起作用。人们常说医学既是一门科学,又是一种艺术(art,或译技艺)。艺术在很大程度上就是非逻辑的,对于这方面的情况还需要研究。非逻辑因素的另一个方面,是病人作为医疗的对象,即客体方面,具有社会心理性。临床判断不仅为逻辑推理所决定,还要考虑到伦理学问题和社会经济情况等内容。各种各样的感情因素(医生的、病人的、病人家属及单位的等)和价值因素,都有可能影响到认识和判断。正因为如此,不能仅仅在生物学模式的范围内考虑临床思维及其培养,而应在生物 - 心理 - 社会医学模式的更广阔的范围内来研究和提高临床思维。

(七)周期短、重复多

比起其他科学研究的认识活动来,临床思维显然具有周期短、重复机会多、正误揭晓快的特点。医生能在比较短的时期内,在临床实践中多次重复从感性具体通过抽象到达思维"具体"这个不断深化的认识过程,并有机会用实践的结果反复检验自己的主观认识是否同客观实际相符,这对于提高临床思维能力是一个很有利的条件,应当自觉地加以利用。

正确的思维来自实践,只有书本知识而缺乏临床实践者,其思维能力定较书本知识与临床经验兼有者差,而经过一段时间的临床实践之后,善于思考、善于总结经验教训者,往往能够脱颖而出,这是由于他们利用了临床认识运动周期短、重复多、见效快的特点,通过较短时期的实践活动,充分锻炼了自己的辩证思维能力,迅速弥补了知识与经验的不足。有了在实践中深入分析思考的自觉性,就可以使自己的一次实践超过盲目者的十次实践。

三、临床决策的特点

(一)临床决策的特殊性

1．时间压力大　要求临床医生在尽可能短的时间内做出初步诊断和处理意见,稳定病人。

2．高风险高赌注　因时间非常有限,决策错误将产生严重后果。

3．信息不充足　尤其是对急诊病人。

4．不确定性　临床医学具有高度不确定性,病人病情常为动态变化。

5．医学问题的复杂性　同样的问题在不同的病人身上,其临床决策过程可能完全不同。

6．面临急需临床决策的任务较多,甚至同时发生多个任务。

7．强调临床决策共性和个体化　重视病人的个体化、人性化治疗,要求医生有很高超的决策技巧,扎实的专业基本功。

（二）正确的临床思维是科学临床决策的前提

人的头脑就像一台精密的仪器，但是越精密就越会产生错误，博弈有一个奇怪的现象，在游戏中和一个聪明、有经验的人对局比和一个随便出牌的人对局更有把握取胜。任何人的决策都好像是在一维空间感受现实，而对更多方向的现象，却毫无察觉，感觉到的偶然概率都大大低于自然行为的概率。因此，应该使用生物学的观点解释形态形成的现象，将思维合成，寻找感觉上的根源，面对复杂机体内部的瞬息变化，医学生必须具备正确的临床辩证与思维能力，敏锐的头脑和精准的决策能力。有时候阻碍成功的并不是不懂的事情，而是人们深信不疑但其实不然的事情。

从认识论的角度看，思维是人脑的功能，也是人脑对客观世界的反应过程。思维不仅仅是自然界高度发展的产物，而且更是人类社会发展、认识水平不断提高的结晶。人的思维随着年龄的增长，不断受社会经济环境和民族文化的濡染，其思维方式也会逐渐成形稳定。思维方式一旦形成，人们就会以这种惯用方式去思维，并指导其行为。因而，要适应时代的发展，必须更新观念，改变日常不利的行为模式，不断增加更深层次思维方式的重铸。中西方在思维方式上的差异主要反映在三个方面：模糊性与精确性、有机性与机械性、悟性直觉与理性逻辑。无论是东方还是西方的传统思维都是特定社会历史文化发展的产物，均具有二重性。因此，理想的思维应该是中西方思维方式相互补充，这样才能促进人类 21 世纪更高形态的科学兴起。

（三）临床决策中的不确定因素

临床决策不仅不可避免而且总是在不确定的情况下作出的。这种不确定性来自以下四个方面：

1. 临床资料的错误　从病史、体检或实验室检查中收集资料很容易发生错误。例如，医生也许会把一种主诉听成另一种，化验员可能把实际的数值记成另一个数值，造成这些错误的原因也许是观察者记录错误，观察错误，或者仪器故障或者病人弄错了数据。这意味着每一份资料都存在着不确定因素，不论这份资料表示得有多精确。

2. 临床资料的模糊和解释的多样性　通过体检和一项诊断检验得到的信息可能本来就是意义含糊的，因此不同观察者会有不同的解释。事实上在体检中通过望、闻、问、切得到的信息其重要性也因病人而异，而观察者发现各种体征的能力以及它们记录病情的习性也不同。此外，即使医生对于他们所听到、看到和感觉到的相同病情的能力达成一致，化验员也能保证一项化验的准确性，但他们在判断某种临床征象的有无时，各人的感觉阈值也是不同的。

3. 临床信息和疾病表现间关系的不确定性　临床症状体征和疾病的对应

关系对每个病人是不尽相同的。即使能准确无误地发现病人的各种体征和症状，也常常不能确定某种疾病的有无。

4．治疗效果的不确定性　任何治疗方案对任一特定病人的治疗效果是不确定的。即使对疾病的诊断是有把握的，所用的治疗措施也很成熟，但是这种治疗在有些病人身上却得不到预期的疗效，却又不能事先把这种病人和能够成功治疗的病人区分开，疾病的自然史，即没有干预时疾病的发展情况，本身通常也是因人而异的。

（四）临床决策的风险值及其权衡

除了不确定性，临床决策的另一显著特点就是需要进行风险值的判断。心脏手术后延长生命和提高生活质量的可能性是否值得去冒其所带来的死亡风险？抗高血压药的不良反应是否能被用药后可能防止脑卒中和心肌梗死所弥补？如果病情不明确，根据治疗的可能结局来判断和权衡各种风险值贯穿于整个临床决策分析过程。当然，医生在做出临床决策时，要将这些风险值判断和其他各种信息结合起来。

（五）临床决策的艺术性

面对不确定的临床问题做出正确的判断也许是一门医学艺术，但正像所有的艺术一样，这门艺术也有其自身的规则和标准，可以系统地学习并在合理的应用中加以完善。

医学生和医生通过学习无数的病历和一些病理生理过程的理论来掌握医学这门"科学"，然后通过临床实践获得判断和治疗疾病这门"艺术"的经验，但是他们很少甚至没有接受过用系统的方法进行临床决策的训练。临床决策分析是用来完善而不是取代仅凭经验作出临床决策。

（六）临床思维与决策的重要性

著名教育家弗莱克斯纳说过："医学教育不仅是学习知识，还应当穷其道理；学生只有知其所以然，才是真正的学习。"正确的思维是科学决策的前提，定性是决策的核心，而常常困扰人们的是那些不能被测量的东西，用定性去测量，也就像医生用一个标准去测量病人表现出的特征一样，只有用无情的测量才可以进入一个逻辑诊断程序。因此，在众多信息中，哪些有用，哪些无用，这都需要通过逻辑思维、敏锐智慧和决策能力进行综合性判断。临床医学是一门"不确定性"的科学，也是一门"与时俱进"的学科体系。作为医护人员，在临床上处理病人的病情时，由于疾病临床表现复杂多变，诊治方法多种，有些药物还可能产生一些不良反应，病人的心理变化等，总会面临一些决策。正确的临床思维和科学的临床决策促使医护人员在考虑上述情况后作出全面和合理的选择。

（李惠玲）

爱上思考：

1. 结合实际情境，简述临床思维的特点。
2. 简述临床思维与临床决策之间的关系，并举例说明。
3. 结合自身体验，谈谈对临床思维和临床决策的理解。

第二章 评判性思维与决策分析基本原理

学习目标

1. 识记评判性思维及护理评判性思维的概念及内涵。
2. 识记评判性思维测量工具。
3. 理解评判性思维基本能力及基本步骤。
4. 理解决策分析的基本要素、原则及步骤。
5. 运用评判性思维能力解决护理实践中的问题。
6. 运用决策分析对护理实践中的问题作出决策。

互联网时代，每天接触电视、广播、报纸、杂志、书籍、微信、微博，并从因特网上获取大量信息，作为一个会思考的人，必须对自己的所见所闻做出选择。有一种选择，把人们遇到的一切原原本本接受下来，这样就会把别人的观点当成自己的东西；还有一种明智的选择，对这些信息提出自己的问题，力求对事物的价值做出自己的判断。当得到的信息越来越多，需要处理的问题也越来越多，这就需要时刻认识、分析、判断、选择和决定，更需要善于思考，学会认知，辨别真假，判断优劣，可以说，人们现在的生存和发展取决于是否善于思考。

思维是人们对客观事物间接的和概括的反映，即人们对各种信息进行分析和综合、作出判断、进行推理的认识活动过程。同时，还存在着另外一种思维——评判性思维，它评判前一种思维，让前述思考过程接受理性评估。可以说，评判性思维是对思维展开的思维，它的目标在于做出明智的决定、得出正确的结论。评判性思维既是一种思维过程，又是一种行事能力，需要通过学习和培养来提高。因此，本章主要介绍评判性思维是什么；评判性思维应具备什么样的能力；面对获取的信息，如何运用评判性思维进行科学合理地决策分析。

知识链接

海绵和淘金：两种思维模式

有一种常见的思维方式，与海绵遇到水时的反应类似——那就是吸收。通过海绵式思维获得的知识越多，就越能够为以后更复杂的思考打下基础。它相对被动，不需要繁复艰辛的脑力劳动，只需"全神贯注、牢记在心"。但它无法确定哪些信息与见解值得相信，哪些需要反对，不是深思熟虑后的判断。淘金式思维类似于淘金者淘金的过程，要在浩渺的信息砂石中淘出黄金，需要一种探究的态度，频繁提问，思考答案，形成最佳的决策或结论。海绵式思维重在得到知识，淘金式思维则强调在获取知识的过程中与其积极互动。因此，这两种方法可以相互补充。

第一节 评判性思维基本理论

一、评判性思维概述

评判性思维（critical thinking）又称批判性思维，是 20 世纪 30 年代德国法兰克福学派提出的一种批判理论和思维方式。其中 critical 源于两个希腊词：希腊文 kriticos（辨别，判断）和 kriterion（标准），因此，从语源上说，critical 意味着"基于标准的辨析性判断"，有质疑、理解、分析和评估之意。评判性思维的早期可以追溯到杜威的"反省思维"，他认为反省思维是对问题严正地、持续地、反复地思考，是一个多步骤的过程。评判性思维的概念到目前为止尚未统一，诸多专家从不同角度对其进行诠释，目前比较公认的是美国哲学学会（American Philosophical Association，APA）运用德尔菲（Delphi）方法，在 1990 年得出的定义：评判性思维是一种有目的的、自我调整的过程，这种判断建立在对特定情景运用一定标准，采用循证、科学方法进行分析、评价、推理、解释和说明的基础之上。总的来说，评判性思维不是将批判和挑剔作为看待事物的出发点，而是一种公正客观的质疑，进而推理反思并进行自我调控，是理性、有目的、完整的自主思维的认知活动。

20 世纪 80 年代以来，美国、英国、加拿大、澳大利亚、新西兰，甚至发展中国家都把"评判性思维"作为高等教育的目标之一。此后，评判性思维作为一种思维方式被引入护理领域，受到高度重视，被认为是护理人员必须具备的核心能力，是护理进行临床决策和解决问题的思维基础。1989 年美国护理联盟（National League for Nursing，NLN）在护理本科的认证指南中将其作为衡量护理教育质量的标准之一。护理专业中的评判性思维概念也受到重视。1995—

1998 年，护理专业的评判性思维学者通过 55 位国际护理专家调查得出的一致意见为：护理评判性思维是职业责任和优质护理的基本组成部分，评判性思维的认知技能包括实践分析、应用标准、鉴别、寻找信息、逻辑推理、预测和知识转化。为更好地促进评判性思维为护理实践提供指导，很多学者从护理角度定义评判性思维，认为是个体在复杂情景中，能全面地、能动地应用已有的知识和经验对问题的解决方法进行选择，在反思基础上加以分析、推理，做出合理的判断和决定。从护理角度看，评判性思维是指对临床复杂护理问题进行的有目的的、有意义的自我调控性的判断、反思、推理及决策过程。

知识链接

苏格拉底对话

评判性思维起源于苏格拉底（约公元前 469—公元前 399 年）所倡导的探究式质疑（probing questioning），即"苏格拉底方法"或"苏格拉底对话"，它培育的"评判性思维"是苏格拉底精神的精髓。苏格拉底用"对话"（提问）进行教育活动。他用讨论问题的方式与人交谈，但不把结论直接教给别人，而是指出问题所在，并一步步引导人最后得出正确的结论。苏格拉底经常会与他的弟子们谈话，然后否定，从而让他们认识到自己不知道什么，在这种对话中进行思辨教学，帮助他们树立新的观念。苏格拉底像一个"助产婆"，帮助别人产生知识。这种方法被后人称为精神的"助产术"，即助产婆只能支持孕妇生孩子，而不能代替她生孩子。

二、评判性思维基本能力

评判性思维培养的目标是培育好的评判性思维者，即能够整合评判性思维的各种技能并加以有效运用，一个优秀的评判性思维者应具备的评判性思维的基本能力包括认知技能（cognitive skills）和情感意向（affective dispositions）。

（一）认知技能

认知技能也称智力技能，使用这些技能有助于综合知识和经验对思维对象做出合理的判断，认知技能主要包括以下几个方面（图 2-1）。

1. 识别（discriminating） 能及时发现问题，在各种问题和答案中找出不同点和共同点，仔细辨别，进行归类和排序。例如护士对入院病人进行评估，从护患沟通、体格检查、实验室指标中发现病人存在的问题，能根据问题的轻重缓急进行归类，护士可根据主次先后处置，使病人在最短的时间内接受治疗。

2. 寻找信息（information seeking） 探寻信息是前提，而接受信息是目的。通过多种途径收集信息资源，从中找到主观、客观、既往、当前有关的信息来获取证据，为分析判断提供支持。例如护士可从文献、护理专业书籍中寻找理论知识，从不同病人的护理中获得经验，通过与病人、家属、医护人员沟通获取相关信息。护士只有全面掌握病人的信息资料，才能发挥评判性思维能力，作出恰当的判断和护理决策。

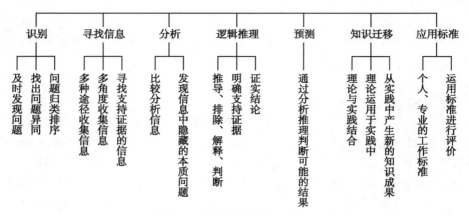

识别
　及时发现问题
　找出问题异同
　问题归类排序

寻找信息
　多角度收集信息
　多种途径收集信息
　寻找支持证据的信息

分析
　比较分析信息
　发现信息中隐藏的本质问题

逻辑推理
　推导、排除、解释、判断
　明确支持证据
　证实结论

预测
　通过分析推理判断可能的结果

知识迁移
　理论与实践结合
　理论运用于实践中
　从实践中产生新的知识成果

应用标准
　个人、专业的工作标准
　运用标准进行评价

图 2-1　评判性思维认知技能

3. 分析（analyzing）　是指思维过程中全面剖析认识对象的本质、功能、事物之间的关系。分析是上述问题识别、信息收集后的延续，通过可接受的相关信息对问题进行比较与思考，发现事物表面现象后隐藏的本质，最终采取正确的处理程序。例如护士应广泛收集资料，运用评判性思维进行深入分析和思考，从病人的临床表现中发现病情变化的根本原因，不断调整护理诊断和计划，指导护理措施落实。

4. 逻辑推理（logical reasoning）　通过分析发现了问题的性质及相互关系后，通过推导、排除、解释，得出自己的判断，形成由证据支持或证实的推论（结论）。例如护士运用逻辑推理对病人出现的阳性症状体征、实验室检查结果排除可能的干扰因素，结合病情对体格检查或辅助检查的阳性结果进行解释，可准确地提出护理诊断，提出有效的护理措施。

5. 预测（predicting）　在评判性思维过程中，通过分析和推理，预测可能的结果。护士评估病人时，不仅要发现其现存的护理问题，还要根据病人的各种信息综合分析，预测其潜在的健康问题及其可能出现的结果，给予及时有效的干预。例如老年骨折病人长期卧床，护士不仅要满足病人的生活照顾和疾病护理需求，还要预见其长期卧床可能发生的坠积性肺炎、肢体失用性萎缩、便秘等并发症，采取相应的防范措施。

6. 知识的迁移（transforming knowledge）　知识的迁移是理论知识与实践

相结合的阶段,是将理论知识应用到实际工作中的过程,不仅需要灵活运用所学知识解决病人实际问题,还需举一反三,在学习前人知识的同时,不断创新,为后人积累经验,完成知识的不断迁移。例如护士能运用所学知识,解决病人实际问题,并在实践中推陈出新,形成新的研究成果,不断提升护理实践能力。

7．应用标准(applying standards)　应用个人、专业的工作规范、原则等标准对感知、经验、情景、判断、信念、意见、论证等的可信性进行评价,作出客观的判断。例如护士在工作中遵循无菌原则,体现护理操作规范、遵循伦理原则;开展护理服务体现人性与关怀,并对护理结果做出及时客观的评价。

(二)情感意向

情感意向也称评判性思维倾向,是指在评判性思维过程中个体所具有的个性特征、态度和倾向,主要包括以下几个方面(图 2-2)。

1．自信负责　是指评判性思维者对自己有足够的信心,敢于承担责任,相信自己凭借分析推理能力做出正确的判断,这种信心来自于丰富的知识和经验。例如高年资的护士在工作中比年轻护士具有更强的自信心和责任感。

2．勇于创造　评判性思维过程的本身便具有创造性,评判性思维者应有勇气质疑和挑战现有的知识和经验,善于应用创造性思维,开阔思路,从多角度寻找解决方案,创造新知识、新技能。例如为解决某些护理器械存在的应用缺陷,护士在临床实践中进行发明创造,如特殊设计的病员衣裤、肢体固定架、能够自由调节高度的坐浴器等。

3．灵活调整　在评判性思维过程中能够灵活地适应、调整和修改已有的想法、观念和行为,做出正确及时的决策。例如护士在病人病情发生紧急变化时,不是固守护理常规,消极等待医嘱,而是灵活果断地采取急救措施,及时抢救病人的生命,这就是评判性思维中的灵活性。

4．好奇性　强烈的求知欲和好奇心会促使评判性思维者对知识有强烈的渴求和热衷,并尝试着进行学习和理解,不断拓展自己的知识面,提升对复杂问题的判断能力。护士只有对护理工作充满兴趣,才会主动进行评判性思考,不断探究,推动护理技术革新,开展护理科研,解决护理工作中的各种问题。

5．开放思维　在进行评判性分析时应广泛收集各方面的不同意见,勇于接受、辨析新的观点,不保守、不武断,全面分析利弊,客观分析、审视自己的思维结果,得出合理的结论。对不同的意见采取宽容的态度,防范个人偏见的可能。

6．寻找真相　尊重科学真理,在评判性思维过程中诚实地寻求和呈现真相。如找出的答案与个人原有的观点不相符,甚至与个人信念背驰,乃至影响自身利益时,要能够客观地自我评判,重新分析问题,修正自己的观点,真实呈现事实。

7. 谨慎思考 在做决策或接受有争议的主张之前,思考后再行动,理智而不冲动,寻找有力的证据作为决策的支撑,不卷入情感地思考问题,而不是凭着自己的想法盲目地评判。

评判性思维认知技能与思维倾向作为评判性思维的两个重要成分,虽然有具体的区分,作用不尽相同,但两者之间关系密不可分。评判性思维倾向对评判性思维能力有着导引和指向的作用,具备好的评判性思维特质,那么就更能够自觉地灵活地使用评判性思维技能,使得评判性思维技能得到更好的发展。当然,没有好的认知技能也不能进行评判性思考作为一个熟练的评判性思维者,应将思维倾向和认知技能结合,通过实践,努力提高评判性思维能力。

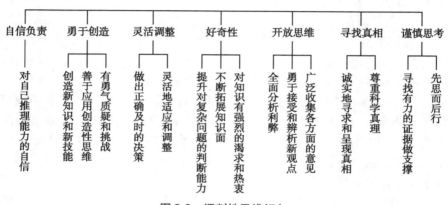

图 2-2 评判性思维倾向

三、评判性思维的作用

(一)培养独立思考能力

独立思考是指思考者分析问题过程中的具体性、全面性、开放性和公正性,这正是评判性思维的关键要求。思考者不应根据直观感受来接受信念和结论,而应善于反思,把别人的观点作为镜子,发现和突破自己的成见,避免盲从,遵循评判性思维的方法有利于培养独立思考的能力。例如医生开出医嘱,护士运用评判性思维进行独立思考,才能严格把关,确定医嘱的准确性,保障病人的安全。

(二)提升理性思维能力

人们有时会依靠直觉、本能、习惯和传统甚至权威作出决定,但面对重要问题时,运用评判性思维,进行理性思考是极为有益的。遵循理性的方法和标准可以帮助人们排除情感、习惯、利益、权威等因素的影响,进行分析、推理和判断,从而作出明智的决策。理性的评判性思维方法是可靠地获得智慧和真理的方法,也是提升思维能力和理性精神的重要途径。

(三)锻炼发散和汇聚思维能力

评判性思维要求从多方面思考,寻找不同视角和解决方案。多方面思考包括思维的广度和深度,广度即水平方向的发散思维,深度指垂直方向的发散思维,这要求思考者广泛深入到问题背后的基础和细节,寻找隐含的内容,敏锐发现问题,把各方面的观点汇聚一起,综合思考,形成科学、理性的认识。因此,评判性思维可以概括为"分析和综合的结合,发散和汇聚的结合"。护士掌握良好的评判性思维能力,才能在复杂的情况下,最大限度收集与病人健康有关的信息,进行汇聚、分析、推理,作出合理的决策。

(四)产生新知识能力

评判性思维是得到知识和方法的过程,通过对经验、观念的辨别和理性的认知,思考者可以超越直观经验得到更加深刻广泛的知识。例如牛顿的理论就是面对新经验产生的知识。学习不应该是全盘记忆已有的知识,而应该深刻理解知识的本质,批判、质疑、挑战知识,并直接投入知识生产中,就可能得到新知识,创造性解决实际问题。因此,评判性思维可以让思考者从知识的接受者变成知识的生产者。具有评判性思维的护士,将勇于质疑临床护理工作的缺陷,开展护理科研,发现新知识,新技能,从而提升护理水平。

四、评判性思维的过程

评判性思维是基于理性的标准,对认识和实践中的思考、推理和论证进行多方面的反思分析、评价和判断的活动,这些活动有相应的要求、任务和方法,需要完成基本的步骤,可以概括为以下八个方面。

(一)理解主题论点

在面对需要论证的问题时,首先要理解问题的内容和范围,抓住论证的中心问题,分析问题的根本论点、论证的目的,论据是否能支撑中心问题和论点。

(二)分析论证结构

辨别和分析论证及其结构,通过归纳推理分清论证问题的内在逻辑关系,以便发现问题存在的薄弱环节。

(三)澄清观念意义

对所需论证问题的关键词句、概念的理解,决定着对问题的理解和判断,如果对关键概念没有清晰、一致的理解,会使论证和讨论走向歧途而无效。

(四)审查证据质量

分析和综合所有可能得到的信息,评估它们的真假或可接受性,判断是否可以作为支持证据。

（五）评价推理关系

分析、评价推理的内在逻辑关系，确定证据是否为结论提供了相关、重要和充足的支撑，以此审视它们的相关性和充足性。

（六）挖掘隐含假设

挖掘和拷问隐含的前提、假设、含义和后果，加以质疑，深入理解、确认逻辑推理的相关性。

（七）考察替代论证

创造、考察不同的观点、论证和结论进行竞争、比较、排除，突破从一个角度看问题的局限。

（八）综合组织论证

综合各方面论证的优点，形成一个全面和合适的结论。

这8项内容是分析他人思路和自我论证时需要完成的工作。在论证观点或者解决方案时，需要理解主题，了解问题的根本所在，清楚论证的目的；需要明确地把问题和目的表达出来；需要使用准确的概念和语言；需要尽可能地收集和评估信息；需要构建一个合理有效的推理结构和关系，提供有力的证据支持结论；同时还需要考虑其他竞争的立场和论证；辨认和评估它们的假设、含义和实际后果；调整自己的论证来回应它们的挑战；最后形成一个综合、合适的结论。这就是评判性思维的基本途径。当然，这个途径中各个任务的先后顺序并不是恒定的，在实际运用中可以变动、交替和重复，例如澄清观念意义的任务从理解主题和分析论证时就开始了；考察不同观点可能和考察信息质量、推理等工作交织在一起进行。因此，以上评判性思维的内容并不是严格的有步骤的工作流程，而是必须经历的过程。

五、评判性思维在护理实践中的应用

护理实践中的评判性思维应体现在整个护理活动过程当中，评判性思维的最终目的是进行准确的临床判断，作出正确的护理决策，合理地解决护理问题。开展评判性思维能力培养，指导护士将评判性思维贯穿于临床实践始终，对促进护理教育改革，丰富护士内涵素养，提高护理服务质量，都具有重要的理论意义和实践价值。

（一）评判性思维在护理教学中的应用

评判性思维作为护士临床综合能力的重要组成部分，已成为当代护理教育注重培养的核心能力之一。然而，受传统教育理念的影响，以往的护理教育多注重专业知识和操作技能的培养，忽略了学生评判性思维能力的提高。同时，在护生或新护士进入临床后，受到既往工作模式的限制，主要以执行医嘱为主。对医嘱的过分依赖，导致临床护士缺乏思考的独立性和对问题合理的质疑，严重影响了护士评判性思维能力的提升，因此，越来越多的护理教育者意识到评判性思维能力的重要性，教会学生"如何思考"及"思考什么"已成为护理教育刻不容缓的任务。

尽管评判性思维的教学理念和技术仍处于不断探索中，但是总的来说，评判性思维的教学应做到三个层次的"多样化"：课程设置的多样化、教学策略的多样化、跨文化的多样化。实行三个结合：与真实临床情境问题、专业课程和特殊文化背景相结合。目前培养学生的评判性思维能力的途径一般有三种，首先，设立评判性思维课程进行专门训练，主要是开设非形式的逻辑课程以及教学活动；其次，将评判性思维课程内容与专业课程教学相结合，这种方法简单实用，但要求教育者不仅要搞好常规教学，同时还要掌握评判性思维教学内容；第三，通过开展游戏、辩论、拓展性训练等，激发受训者的评判性思维。当然，以上三个途径是相互兼容的，可以根据具体情况，采用相应的举措。

护理教育应综合多学科的力量，从多角度培养学生在特定的临床情境中进行问题质疑和推理判断能力，帮助学生在各门课程的学习及临床实践中强化思维技巧，并内化为自身的思维习惯。在护理教学实践中，常用的教学策略如反思性教学法、概念图法、案例分析法、模拟教学法、PBL教学法、小组学习法等。采用案例的形式，提出富有启发性的问题可促进学生理论联系实践，进行深层次的思考。例如急诊室送来一群高速公路发生车祸的病人，如何进行准确的评估、判断伤员病情轻重缓急，进行快速分类？如何组织团队力量分工协作，及时施行救治措施？这些问题能够激发学生的问题意识，以护理程序为基准，通过自主学习，主动建构知识框架，调动学生的学习积极性和主动性，能有效提高护生的评判性思维能力。

（二）评判性思维在护理临床实践中的应用

评判性思维可使护士在复杂的临床情景中，灵活应用已有的经验及知识，对面临的问题及解决方法进行选择，在反思的基础上进行分析、推理，进行合理的判断，面对各种复杂问题，进行正确取舍，作出最佳决策。如在护理程序的实施过程中，护士在收集病人的一般资料后，通过综合、分析、推理、判断和评估，大胆提出质疑、假设和推理，提出并确定病人现存的和潜在的护理问题，落实正确的护理措施。由此可见，评判性思维能力有助于护理人员发现问题、分析问题和创造性地解决问题。在护理查房、病例分析中，护士对病案进行综合分析、问题纠偏、经验总结，对临床问题的大胆质疑，提出自己的推理和设想，激发护士的评判性思维和病案讨论的兴趣，将理论知识与临床护理有机地结合起来，活跃学术气氛，可使护士在临床工作中善于推理和决策，学会应用创造性、评判性的思维方法。

（三）评判性思维在护理管理中的应用

将评判性思维应用于护理管理中，有助于管理者理性认识分析问题，寻求最佳问题解决途径，做出合理有效的临床判断和公证客观的决策。护理管理者在处理任何一个问题和事件时，必须深入细致地调查、研究、权衡，才能得出正确的评价和决策。护理管理中处处渗透着评判性思维的特质，例如针对护理差错瞒报、漏报的现象，护理管理者不应简单粗暴批评护士不遵守制度，隐瞒差错，而应广泛收集信息，运用评判性思维分析在差错上报中护士的心态、管理的流程、相关的奖惩制度等，得出准确的结论，实行"差错上报不惩罚制度"，开发护理不良事件网上申报平台等举措，减少护士的顾虑，简化上报流程，降低差错的瞒报、漏报率。护理管理者主动学习，将评判性思维渗透于日常管理中，将大大提升护理管理质量，提升护理服务水平。

（四）评判性思维在护理研究中的应用

护理研究是用科学的方法反复地探索、回答和解决护理领域的问题，直接或间接地指导护理实践的过程。科研活动本身就需要评判性思维，在特定的情境中以探索的态度，去分析、推理、假设结论，这个反思推理过程就是护理科研中评判性思维的体现。因此，在护理工作中，用评判性思维指导护理科研，对临床护理工作中的观点、方法、现象、规范进行思考和质疑，对研究内容进行比较、分析、推理、形成科学假说，并以此为基础进行验证，将推动护理新技术、新模式、新方法的产生。学习护理研究方法、开展护理研究，可以培养护士的评判性思维。同时，应用评判性思维，可以帮助护士进一步揭示和解决护理工作中的实际问题和技术难题，将护理研究的层次提升到一个新的高度。

六、评判性思维测量

目前国内外常用的评判性思维测量工具达 20 余种，但适用于护理评判性思维能力测量的工具很少，最为常用的有 3 种。通过培训思维能力的测量，可帮助评判性思维者了解自身水平，有助于开展评判性思维的教育，提升实践水平。

（一）国外评判性思维能力评价工具

1. Watson Glaser 评判性思维评价表（Watson Glaser critical thinking appraisal，WGCTA） 由 Watson（美国）和 Glaser（美国）编制，适用于大学生和成年人，广泛应用于教育学、心理学的研究领域，是护理研究文献中应用较多的评判性思维测量工具，主要用来测量干预前后评判性思维的情况，分别对推断、辨别假设、演绎、解释、论证五个方面的能力进行评估，形成 5 个子量表，各有16 个条目，共 80 个条目，总共 80 分。得分越高，说明受试者评判性思维的认知技能越高，反之，说明评判性思维认知技能越低。

2．加利福尼亚评判性思维技能测试（California critical thinking skill test，CCTST） 由 Facionepa 等人以美国哲学协会（PAP）1990 年形成的评判性思维理论为基础，经 1990—1992 年编制，现为 2000 年修订版，项目内容大部分是中性的，不受学科、性别、专业和文化背景的限制，主要是大学生和成人熟悉的话题。设有 34 道标准化多项选择测试题，有分析、评估、推论、归纳和演绎 5 个子量表。前 3 个子量表涵盖 PAP 提出的评判性思维 6 项核心技能：分析、解释、自我校准、推论、说明和评估；后 2 个子量表测试归纳和演绎能力。CCTST 简体中文版经修订和测试有良好的信效度。

3．加利福尼亚评判性思维倾向问卷（California critical thinking dispositions inventory，CCTDI） 主要用于测量评判性思维人格倾向。将人格倾向分为寻找真相、开放思维、分析能力、系统化能力、评判性思维的自信心、求知欲和认知成熟度 7 个维度，形成 7 个子量表。CCTDI 采用 6 分制 Likert 量表格式，共有 75 个条目，总分为 450 分，分值越低，评判性思维情感倾向较弱，反之，评判性思维的情感倾向较强。如果 CCTDI 与 CCTST 或其他评判性思维测试一起使用时，为保证测试结果的客观和准确性，应先测试 CCTDI。CCTDI 中文版量表具有较高的信效度，是我国护理领域较为常用的评判性思维测量工具。

4．其他评价工具 其他评价量表还有 Ennis-Weir 评判性思维书写测试（Ennis-Weir critical thinking essay test，EWCTET），主要是用于评估反思和开放性思维能力。Cornell 评判性思维测试表（Cornel critical thinking test，CCTT），主要用于测量广泛的评判性思维能力，如观察、假设、归纳、演绎等。医学推理测试（health science reasoning test），为评价医学教学方案的本科生、研究生、实习生及医疗专业人员的评判性思维技能设计的测试工具。此外，美国大学考试（ACT），医学院入学新测试（MCAT）以及研究生入学考试（GRE）中都包含评判性思维的测试内容，美国国家注册护士资格认证考试（National council licensure examination for registered nurses，NCLEX-RN）成绩与评判性思维能力呈正相关，可间接评价护士的评判性思维能力。近年来我国也模仿类似测试，在硕士考试、公务员考试中采用相似的测试方法。

（二）国内评判性思维能力评价工具

由于国外尚未开发针对护理专业的特异性量表，在护理专业使用这些一般性的评判性思维能力评价工具时，测定结果往往是不相关或有较弱的相关性，评价护理评判性思维能力时效度受到影响。因此，国内专家针对国外的量表进行了修订，使其更加适合我国的文化背景和国情。如 2001 年罗清旭等已对 CCTDI 和 CCTST 中文版进行了初步修订；2004 年彭美慈等护理教育者，在 CCTDI 基础上制定适合中国本土化的评判性思维能力（中文版）测量表；2006 年夏素华等基于 CCTDI 和 CCTST 的理论框架，编制了适合我国国情的测定护理专业学生的评判性思维问卷。今后,制定适合我国护理专业的评判性思维能力评价工具有待继续探索。

此外,通过非标准化评估法在护理领域应用较为广泛,例如通过反思性日记、概念图、护理计划、研究应用论文等对评判性思维能力进行评价,通过护理专业的相关考核评价护士的临床能力、解决问题的能力。

第二节　决策分析基本原理

人们每天都在做大量的决策,有些决策问题较为简单,不需要思考就能做出,有些决策问题比较复杂,特别是医护人员的决策,往往决定病人的生死,关乎其生存质量,因此,决策者要进行正确的决策,除了其自身具有的经验、智慧和才能之外,还必须掌握有关决策分析的基本原理。

一、决策分析的基本要素

(一)决策者

即决策主体,可以是个体,也可以是群体,如病人的护理问题需要决策时,决策主体可以是护士,或者是护理团队,决策者受到社会、政治、经济、文化、心理等因素的影响。

(二)决策目标

指决策者对于决策问题所希望达到的目标,可以是单个目标,也可是多个目标。决策目标应非常明确,决策者在决策活动时必须时刻牢记自己的决策目标。如在实施循证护理时,护理决策者的目标是使病人减轻病痛,促进病人康复,因此,在制定决策方案时应紧紧围绕决策目标,审慎地、明确地、明智地将科研结论与临床经验、病人愿望相结合,获取证据,作为临床护理决策依据,采取最优的护理方案。

(三)行动方案

指实现决策目标所采取的具体措施和手段。备选方案的制订是决策中极为重要的一个阶段,在进行决策时,如有明确方案的,一般应提供多种方案以供评价和选择。对于没有明确方案的决策,方案本身有无限可能,需要采用某种技术,例如决策树是描述决策不确定性的有效工具,运用决策树等方法可解决实际决策问题,找出合理或者最优方案。

(四)决策环境

指各种备选方案可能面临的自然状态和因素。任何决策都是在特定环境下进行的,决策环境对决策结果有重大影响。由于决策所处的环境在不断变化中,通常具有不确定性,如随着社会的发展,决策环境中的文化、经济、科技不断进步,需要决策者不断修订决策方案,适应环境的变化。

(五)决策结果

指各种决策方案实施后实际发生的结果,决策者应努力搞清决策后果,当后果清楚了,决策的实质就是选择决策后果。

二、决策分析原则

科学决策必须掌握决策分析的理论方法,遵循正确的决策分析原则,根据问题的性质,应用合理的决策程序,基本的决策分析原则如下。

(一)信息充分原则

准确、完备的信息是决策的基础。科学的决策需要大量的信息,决策者必须具备收集、处理、挑选重要信息的能力,及时掌握充足、可靠的信息,为正确决策提供有力的保障。

(二)系统原则

决策是一个复杂的系统工程,应以系统的观点分析决策对象的内部结构、运行机制及其与外部环境的联系。从决策系统内部而言,决策主体必须协调决策对象内部各个因素之间的关系及各个决策环节的关系,统筹规划。就决策系统与外部环境的关系来说,决策主体应使决策目标与其所处的大系统的要求、目标或规划相适应,以达到相互促进、共同发展的动态平衡。例如某医院护理部决定成立专科护理小组,这一决策不仅可以促进护士个人发展,提升团队护理水平,更适应了我国护理发展的趋势,兼顾了决策对象的内、外部关系,符合决策系统原则。

(三)科学原则

决策问题日趋复杂,仅凭借经验、直觉和智慧是远远不够的,必须采取科学的理论,先进的决策手段,掌握各种决策的一般原理、方法及基本规律,以达到科学决策的目的。例如将决策理论中的系统理论、运筹学、计算机科学等综合运用于管理决策问题,有助于管理者做出科学的决策分析。

(四)可行原则

决策方案在现实条件下必须切实可行,这样实施方案才能达到预期效果,因此,决策必须充分考虑到人才、资金、设备、技术等方面的限制。例如护理决策者为病人制定护理方案时,应考虑其所在医院技术水平、护理人力配置、病人经济状况等诸多因素,以保障方案的实用性、可行性。

(五)反馈原则

由于影响决策的因素是复杂多变的,在决策过程中难免遇到意想不到的问题,为不断完善决策,始终保持决策目标的动态平衡,并最终真正解决决策问题,达到决策目标,就必须根据决策执行过程中的反馈信息对决策进行补充、修改和调整，必要时做出各种应变对策。如果没有反馈，决策者无法了解执行过程中遇到的各种困难及偏差，再好的决策也无法获得预期的效果。

三、决策分析步骤

科学的决策步骤又称决策程序，它反映了决策分析过程中的客观规律，使决策过程更加结构化、系统化和合理化，为科学决策分析提供保证，决策分析主要分以下五个步骤。

（一）形成决策问题

问题的存在是决策分析的前提，决策分析都是为了解决特定的问题而进行的。通常形成决策问题有两种途径：一是在被动情况下出现的问题，事先没有预料到，在事物发展过程中暴露出来，不得不面对的问题；二是人们针对现状提出的，与期望状态之间存在的差距。发现问题后，应准确界定问题的性质，问题出现的时间、地点及问题的范围与程度。准确界定问题是分析问题的前提，它可以排除无效信息的干扰，找到与问题有关的重要资料，以便查清问题的真相，抓住问题的本质，为决策分析提供依据。

（二）确定决策目标

决策目标是决策分析过程中拟订的方案、评价方案和选择方案的基准。首先，只有明确了目标，拟订的方案才有依据。其次，目标决定着方案的选择，被选择的方案应该是能最大限度地实现决策目标。目标贯穿于决策过程的各个环节，在决策分析中具有至关重要的作用。因此，要确定目标，通常注意几点：①目标的针对性：针对决策问题的关键和要害提出目标；②目标的准确性：目标设计应抓住关键，分清主次，目标表述要具体、准确，符合各专业领域的技术规范；③目标的约束性：确定目标时，必须同时规定它的约束条件，如人、财、物、时间、空间限制，政策、法律、制度的限制性规定等。

（三）拟订方案

拟订方案是实现目标、解决问题的方法和途径。决策者应勇于创新，大胆探索，集思广益，通过创造性的思考和丰富的想象力提出解决问题的新思路、新方法，在客观环境及自身条件允许的情况下，对寻找的方案进一步加工，根据决策目标，尽可能拟订多个可行的备选方案，并估测方案可能的结果，以降低决策成本，减少决策时间，提高决策效率。

（四）选择方案

选择方案是指根据决策目标和评价标准，对多个备选方案进行比较、分析和评价，从中选出几个较为满意的方案供最后抉择。选择方案是决策分析过程中最为关键的一步，执行不同的方案，结果可能有天壤之别。因此，这阶段要求决策者必须具备敏锐的洞察力、良好的分析判断力，以确保决策方案的成功。

（五）实施反馈

实践是检验方案是否成功的唯一途径，在方案实施过程中，应对方案及时追踪控制，针对拟订决策方案时未考虑周全的因素，或不断出现的新问题、新情况，及时反馈修正决策方案，使决策分析过程接近实际，提高决策结果的科学性、增强决策方案的实用性，以避免决策不当造成重大损失。

四、决策分析在护理实践中的应用

在护理实践中能独立做出正确、合理的决策是护士良好职业素质的体现，专业决策分析能力是护士必须具备的重要临床技能，目前我国的护理决策分析主要围绕护理管理、护理临床、护理伦理三方面展开。

（一）护理管理决策分析

指护理管理者所做的关于护理管理方面的决策分析，决策正确与否将直接影响护理的长远发展。护理部主任、病区护士长都是决策主体。护理决策分析贯穿于护理年度规划、人员管理、质量控制、资产管理等各个方面，任何护理管理工作由始至终都包含有护理决策分析。例如通过决策分析确定最佳方案，制定专科技术管理规范、病房工作制度、陪护管理制度等。护理管理决策分析和一般决策分析理论的结合最为紧密，决策分析理论的基本原则和方法都适用于护理管理决策分析。

（二）护理临床决策分析

主要是指在护理临床实践过程中做出的专业决策分析。护理临床决策分析是护理专业决策的重要组成部分。临床护理人员经常需要分析各种复杂问题、针对不同的情况迅速做出相应的决策，以保证病人得到最佳的照护。如实施护理程序时要做决策分析，当护理一个危重病人时，护士要分析病人护理诊断中的首优、中优、次优问题，确定合理的工作顺序，做出计划决策；在护理群体病人时，护士要能分析确定哪些病人是需立即进行干预的，哪些是可以稍后处理的，做出优先决策；有时，护士还要帮助病人做出决策分析，选择最符合病人利益的护理方案。所有这些都需要护士利用已有知识，有效地运用决策分析的一般理论与方法。

（三）护理伦理决策分析

即在护理病人的过程中做出伦理上的决策分析。护士在做出各种各样的专业决策时，与伦理决策分析会有相互交叉，如护士在具体护理病人时，除了要做出临床实践决策，还要考虑病人的伦理问题，做出相应的伦理决策分析。伦理决策分析是一个复杂的过程，它建立在道德思考的基础上，受到社会价值观、专业价值观、个人价值观的影响，而决策者或参与决策者的道德观、知识程度以及对伦理和原则的应用等都会影响决策主体所做的伦理决策分析结果。

（柏亚妹）

爱上思考:

1. 随着医疗改革的深入,某省卫生行政部门提出逐步实行区域内护士执业注册,鼓励有条件的地区探索多点执业,试用评判性思维的过程分析该事件的可行性。

2. 评判性思维能力评价工具有哪些,如何综合应用评价工具评估临床实习生的评判性思维能力。

3. 实施"健康中国"的战略核心是以人民健康为中心,坚持以基层为重点,某医院护理部考虑开拓护理服务市场,新设社区护理服务点,请根据本院的护理形势进行分析并决策。

第三章

决策树的构建

1. 识记决策树的概念。
2. 理解决策树构建的注意事项。
3. 运用决策树的构建。

第一节 概　　述

决策树是临床护理决策分析的基本工具,是一种按时间和逻辑顺序展示临床问题的方法,包括决策者可能得到的各种行动方案、影响这些方案的事件(如临床获得的信息)、这些方案可能引起的事件(如出现的临床结果)和各种方案下病人的可能结局等。通过决策树的构建,理清各种可能的行动方案,并通过对这些行动方案的分析和比较,决策者可以获得最优的行动方案,从而为病人提供利益最大化的检查或救护措施。

在临床实际情境中,有些事件是在医护人员控制下发生的(例如:是否进行某项检查、选择何种静脉输液通路、选择哪些预防压疮的措施等),此类事件被称为行动方案。另一些事件是不受医护人员控制的(例如:检查结果是否阳性、静脉输液后病人是否会出现输液反应、预防压疮的措施是否会有效等),此类事件被称为不确定事件。

本章的目的就是模拟真实的临床情景,阐述临床决策树的构建,并通过对决策树运动的阐述和构建决策树的练习,锻炼读者运用决策树解决实际问题的能力。

第二节 决策树的构建

下面将结合案例阐述决策树的构建过程(本章仅阐述决策树的构建过程,决策树的概率计算将在第四章阐述)。

一、肿瘤病人治疗方案的选择

【案例 3-1】

某肿瘤病人有两种可选择的治疗方案：手术切除和放疗。在与病人、家属、医生共同讨论治疗方案时获悉：现在需要决定是否需要进行某项有创伤检查以确定病人是否适合手术。如果不进行有创检查直接放疗，病人生存率为 75%；如果进行有创检查，病人适合手术的概率为 60%。有创检查后仍然要决定是手术还是放疗。有创检查后放疗的生存率将会降低为 60%。有创检查后，手术的并发症发生率为 20%，发生并发症者有 30% 死亡可能，无并发症者有 5% 死亡可能。

在仅考虑病人是否存活的情况下分析该案例，找出病人存活率最高的决策方案。

决策树构建过程见图 3-1。

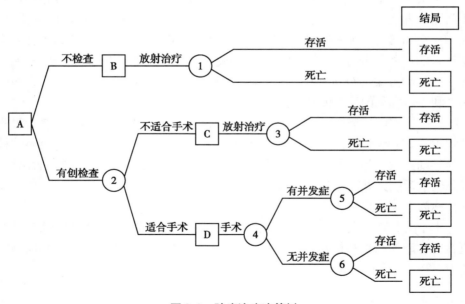

图 3-1　肿瘤治疗决策树

经分析案例，目前第一步需要决定是否进行某项有创检查，以进一步确定病人是否适合手术，因此此决策树起始点是一个进行有创检查与否的选择点

（标记为决策点 A），决策者在此选择点可以有两个选择，分别是不进行有创检查和进行有创检查。

1．决策点（也称为选择点） 表示一个时间点，在这一点决策者可以选择几种可选行动路线中的一种，在决策树上用小方框表示。应注意：

（1）决策树起始于一个决策（或选择），此处成为决策树的第一个分支点。

（2）按常规习惯，决策树是由左向右逐步展开的。

（3）决策点右侧带有向右分支的可选行动方案。

（4）从决策点出发向右，走哪条路线是由决策者决定的。

沿着图 3-1，上面一支路线分析，看看结果会如何。根据案例提供信息，如果选择不检查，就不知道病人是否适合手术，也就不能选择手术治疗，所以不进行有创检查的进一步决策（标记为决策点 B）就是进行放射治疗。

在选择不进行有创检查后，只能采取放射治疗一种治疗手段。放射治疗可能有两种结果，存活或死亡。病人进行放射治疗后是存活还是死亡不受决策者决定，但两者的概率之和为 100%。因此在放射治疗后就遇到一个机遇点（标记为机遇点 1）。

2．机遇点 表示一个时间点，在这一点会发生不受决策者控制的几种可能事件中的一种，在决策树上用小圆圈表示。应注意：

（1）机遇点右侧带有向右分支的几个可能事件，此处几个可能事件概率总和为 100%。

（2）从机遇点出发向右，走哪条路线是不受决策者决定的。

上述机遇点 A 后有两种可能的最终结果，这两种可能的最终结果在决策树中也成为结局指标或结局。不同决策树结局指标不尽相同，同一决策树，当考虑问题的关注点不同时，结局指标也可以不同，甚至可以种类和数量均不相同。

3．结局 表示一种可能的结果状态。一般在决策树最后某分支后相连的方框中标出。应注意：

（1）病人的最终结局是由最后机遇点的结果来决定的。

（2）结局受决策者关心项目的影响，如本案例中决策者仅关注病人存活还是死亡。

至此本案例决策树第一个决策点第一分支之后的决策过程都已经阐述清晰。可以表述为：针对该病人，如果选择不做检查则进行放射治疗，放射治疗后病人有可能存活，也有可能死亡，这时就出现两种可能的路线。

4．路线（也称为一种情况） 在决策树中就是行动方案和事件的特定序列，即从初始选择点的一个特定选择开始从左向右在后面每个选择点或机遇点处沿着一个特定的事件延续。

下面将分析第一个决策点后的另一条分支。

在决策点 A 之后，如果选择进行有创检查，可能会有两种不同的结果（在此处，遇到进行检查分支的第一个机遇点，标记为机遇点 2），病人可能不适合手术，也可能适合手术。病人是否适合手术是不受决策者控制的，但不适合手术的概率与适合手术的概率之和是 100%。

如果病人检查结果是不适合手术，决策者需要在此进行治疗方案的决策（标记为决策点 C），按逻辑推理，这时的病人可选择手术或放射治疗中的一种治疗方法，因检查结果显示病人不适合手术，此决策点其实只有一个向后的分支即采用放射治疗的方法。

在检查结果显示病人不适合手术后，采用放射治疗，此时遇到放射治疗后的一个机遇点（标记为机遇点 3），放射治疗的结局只有两种，存活或死亡，此时的机遇点后两种情况为不受决策者决定的结局，死亡或存活。至此病人接受检查，检查结果不适合手术的决策树分支分析完成。

如果病人接受检查后检查结果显示病人适合手术，此时决策者理论上可以选择手术治疗或放射治疗，但逻辑上应该选择手术治疗，因此此决策点（标记为决策点 D）应该只有一个手术治疗的分支。

在进行有创检查后，检查结果显示病人适合手术，从而为病人实施手术治疗。病人手术后遇到一个机遇点（标记为机遇点 4），此时病人可能发生术后的并发症，也可能不发生并发症，是否发生并发症并不受决策者控制，但病人是否发生并发症的总概率为 100%。因此在检查结果为适合手术并选择手术后遇到一个机遇点（标记为机遇点 4），机遇点后有并发症和无并发症两种可能。

如果病人术后发生并发症，会遇到一个机遇点（标记为机遇点 5），在此机遇点后，会有两种结局即存活或死亡，而病人是存活还是死亡不受决策者控制。因此有并发症后遇到一个机遇点，此机遇点后有死亡或存活两种可能的结局。

如果病人手术后没有发生并发症，会遇到一个机遇点（标记为机遇点 6），在此机遇点处，病人的结局仍为存活或死亡两种，所以无并发症后也遇到一个机遇点，此机遇点后同样有两种可能的结局：存活和死亡。

图 3-1 展示了从决定是否检查开始形成的 8 条完整的路线，其中 4 条最终的结果是存活，还有 4 条结果是死亡。还有一种定义图 3-1 决策树上结局的方法就是给每条线路赋予一个存活或死亡的概率值。如根据案例提供的线索，不做检查直接进行放射治疗的存活概率值是 75%，则可以直接在第一个机遇点后标记为 75% 的生存概率。如此，其实每条线路都可以如此标注，如有创检查→适合手术→手术→无并发症→95% 存活概率。

至此,关于本案例的所有情况已经分析完毕。关于如何根据相关概率,做出最佳的临床选择,会在第四章内容中介绍,本章将进一步介绍决策树。

二、感染病人的诊断与用药

【案例 3-2】

一位在 ICU 住院治疗的重症病人,在使用股静脉置管数天后突然出现体温升高现象,经观察护士怀疑病人可能发生了导管相关性血流感染。目前需要决定是否立即使用某 A 或 B 抗生素治疗还是先按流程做细菌学培养加药敏试验同时用抗生素治疗。对于做细菌培养加药敏试验有可能结果是阳性,也有可能结果是阴性,但困惑的是,即使培养结果是阳性,可能是病人果真发生了导管相关性血流感染,也可能是在护士采集血标本或培养的其他环节污染所致的假阳性。同时在药敏试验结果中,可能培养的细菌对抗生素 A 或 B 均敏感,也可能只对某种抗生素敏感或都不敏感。培养结果和药敏试验结果要两天后才能获得。假设观察点在两天后,仅关注病人体温是否下降。对本案例假设忽略所用抗生素或药敏试验和细菌培养的费用、不良反应等,同时假设已经充分考虑病史、体检等一些常规的评估没有对诊断的任何发现。

试分析本案例,画出本案例的决策树。

根据案例提供的线索分析(图 3-2):

目前需要做的决定为是否进行血培养和药敏试验(选择点 A),同时需要决定使用抗生素 A、使用抗生素 B 还是不使用抗生素(选择点 B)。如果不做血培养和药敏试验,需要决定使用抗生素 A、使用抗生素 B 还是不使用抗生素(选择点 C)。

结合案例和决策树分析,可以选择做血培养和药敏试验、同时使用抗生素 A。两天后培养结果可能是阳性也可能是阴性(机遇点 1),而在阳性血培养结果情况下药敏试验结果可能是对抗生素 A 和 B 均敏感、对 A 敏感、对 B 敏感、对 A 和 B 均不敏感(机遇点 4);不管培养结果是否阳性及对何种抗生素敏感或不敏感,2 天后病人的体温可能下降也可能不下降(图中显示为体温下降的概率)。

同理,可以选择做血培养和药敏试验、同时使用抗生素 B。两天后培养结果可能是阳性也可能是阴性(机遇点 2),而在阳性血培养结果情况下药敏试验结果可能是对抗生素 A 和 B 均敏感、对 A 敏感、对 B 敏感、对 A 和 B 均不敏感(机遇点 5);不管培养结果是否阳性及对何种抗生素敏感或不敏感,两天后病人的体温可能下降也可能不下降(图中显示为体温下降的概率)。

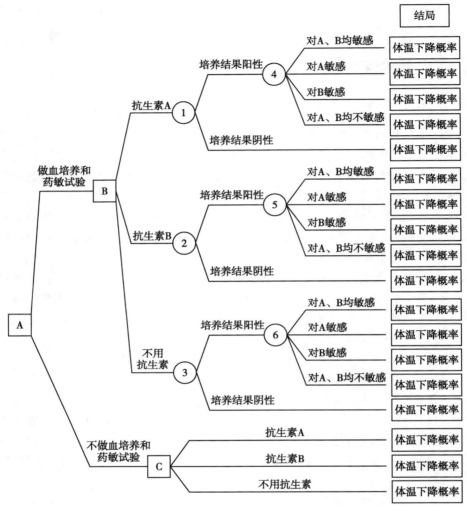

结局

图 3-2　导管相关性血流感染决策树

　　同理，可以选择做血培养和药敏试验但不使用抗生素。两天后培养结果可能是阳性也可能是阴性（机遇点 3），而在阳性血培养结果情况下药敏试验结果可能是对抗生素 A 和 B 均敏感、对 A 敏感、对 B 敏感、对 A 和 B 均不敏感（机遇点 6）；不管培养结果是否阳性及对何种抗生素敏感或不敏感，两天后病人的体温可能下降也可能不下降（图中显示为体温下降的概率）。

　　在决定不做血培养和药敏试验时，需要作出决定使用抗生素 A、使用抗生素 B 还是不使用抗生素（选择点 C），但不管是使用何种抗生素或不使用抗生素，两天后病人的体温可能下降也可能不下降（图中显示为体温下降的概率）。

三、病人是否进行某项临床检查的判断

【案例3-3】

某病人被怀疑患某疾病 A 的概率为 5%,面对此怀疑,病人需要决定是否进行一项无创的检查以确定是否患病,检查结果可能为阳性或阴性,如果病人确实患病,检查结果是阳性的概率为 60%,如果病人未患疾病 A,检查结果是阴性的概率是 90%,病人向护士咨询是否应该进行此项检查,试画出决策树。

本例是临床检查时经常需要面对的问题,目前临床绝大多数检查的真阳性率和真阴性率并未达到金标准的 100%,有些检查善于查出患病的个体(有较高的真阳性率),而有些检查善于排除未患病的个体(有较高的真阴性率),对于病人是否需要接受某项检查,在排除病人伤害、经济费用及其他因素的情况下,主要考虑同类病人患病的概率和此项检查的实际效率。具体内容将在后面章节详述,本章主要阐述决策树的构建。

本例如果病人不做此检查,就不能确定病人是否患疾病 A,此时病人有 5% 的可能性被漏诊,病人将会面临延误诊治的危险。同时有 95% 的可能性被排除诊断。病人如果做检查,结果是阳性,且病人的确患疾病 A,病人此时被确定诊断,可以及时开展治疗。病人如果做检查,结果是阳性,但病人并未患疾病 A,病人此时被误诊,病人可能将会接受不必要的治疗和不必要的心理压力。病人如果接受检查,检查结果是阴性,但病人的确患疾病 A,病人此时被漏诊,病人将会面临延误诊治的危险。病人如果接受检查,检查结果是阴性,且病人未患疾病 A,病人此时被排除诊断,病人将不会再承受可能患此病的精神压力。

因此可以构建如下决策树(图3-3)。

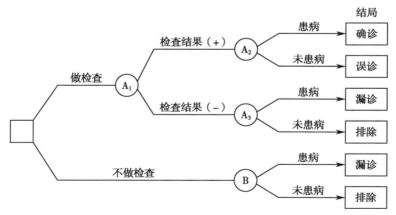

图 3-3　病人是否做检查的决策树

第三节　决策树构建的注意事项

一、确定关键的不确定因素

在机遇点后会发生不受决策者控制的几种可能事件中的一种，因此决策树中的每一个机遇点都代表着一个不确定因素，包括上述案例中每条路线最终指向的死亡风险。简而言之，就是要清楚每个机遇点后各分支的可能概率。对于上述案例，需要明确以下几点：

1. 本肿瘤病人不检查直接放射治疗的存活（或死亡）机会是多少。

2. 进行有创检查后，病人适合（或不适合）手术的机会是多少。

3. 进行有创检查后，病人不适合手术而选择放射治疗时的存活（或死亡）机会是多少。

4. 进行有创检查后，病人适合手术而手术后发生术后并发症（或不发生并发症）的机会是多少。

5. 进行有创检查后，病人适合手术而手术后发生术后并发症时的存活（或死亡）机会是多少。

6. 进行有创检查后，病人适合手术而手术后未发生术后并发症时的存活（或死亡）机会是多少。

以下讨论几个确定和不确定因素的例子。

例1：一位正常新生儿的性别，见图3-4。

例2：一位正常新生儿ABO血性分类，见图3-5。

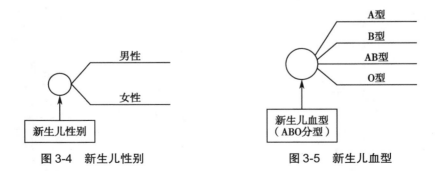

图 3-4　新生儿性别　　　　　图 3-5　新生儿血型

例3：为一位体温升高的病人使用冰枕降温后病人体温的变化，见图3-6。

例4：护士在巡视病房时，发现病人静脉输液不滴，具体原因见图3-7。

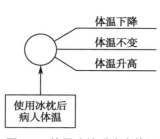

图 3-6　使用冰枕后病人体温

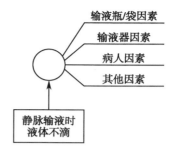

图 3-7　静脉输液时液体不滴原因

上述这些问题的有关信息可以从临床资料和相关数据库获得，或者决策者凭借经验估测。用概率来量化这些不确定因素比较合适，同时也将有助于临床护理决策。下一章节将介绍决策树中相关概率的应用。

二、结局指标(或称结局)的确定和数值化

上述例子中关注的结局指标仅仅是病人是否生存，也就是在图 3-1 最右侧方框中显示的存活或死亡。其实在临床实际情景中的情况可能会更加复杂，比如关注住院时间的长短，治疗费用的多少，病人的焦虑、疼痛等。如在为病人选择使用何种静脉通路进行静脉输液时，有些病人可能最关注的是疼痛，而有些病人更关注费用。

一般情况结局指标并非一个方面，如静脉输液通路的选择可能涉及疼痛、使用时间、费用、维护的便利性、是否方便用药等。再如，是否对病人进行某项检查不仅要关注此项检查能够检查出真正患者的概率(真阳性率)，还要关注此项检查正确排除非患病者的概率(真阴性率)。同时可能还需要关注检查对病人造成的伤害和可能产生的费用等。

如何赋予不同结局指标以具有可比性的度量，将在后面章节进一步阐述。

三、决策树的加叶和修剪

任何一个案例或临床情景所画出的决策树并不是一成不变的。关于一个决策树可以有多复杂并没有统一的规定。重要的是所绘制的决策树充分考虑所关注的临床问题，同时又能简明清晰地阐述整个决策过程。因此，往往在一个决策树初步画成后有必要对决策树进行分支的"加叶"或"修剪"。大多数临床护士在做决策时会做出类似的加叶或修剪的思考，只是可能她们并没有意识到。临床决策分析和真正的临床决策一样，其部分艺术性就体现在知道什么时候应该把问题考虑的更加全面或简化。下面将结合一些例子来阐述决策树的加叶或修剪。

例1：对体温升高的病人，护士使用冰枕为病人进行物理降温后半小时，评价病人的体温可能有哪些情况？

分析：护士可能关注该病人的体温在使用冰枕后是下降、不变或是反而升高就会出现如下的决策树分支。见图3-8。

如果护士关注的病人体温变化更加细致，可能会出现：病人体温下降至正常范围以下、病人体温下降至正常范围、病人体温下降但仍在正常体温以上、病人体温未下降和病人体温升高。这时的决策树在以前的基础上进行了"加叶"，使分支更加细致，考虑问题更加全面，但临床上不一定时刻需要如此细致，因为更细致的分支会增加分析问题的复杂性。见图3-9。

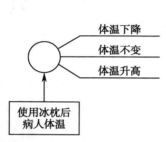

图3-8 使用冰枕后病人体温变化（1）

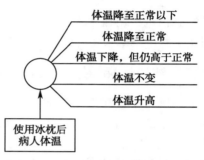

图3-9 使用冰枕后病人体温变化（2）

然而在临床情境中，护士也有可能仅关注病人的体温是否下降，此时机遇点后面决策树的分支可以仅为体温下降和体温不下降。这时的决策树在以前的基础上进行了"修剪"，使分支更少，考虑问题粗犷，但临床上不一定时刻需要如此粗犷，因为更少的分支会减少分析问题的精准性。见图3-10。

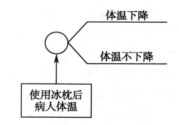

图3-10 使用冰枕后病人体温变化（3）

例2：对静脉输液病人选择静脉输液通路的方式进行讨论。

因静脉输液通路从最简单经济的头皮针到复杂但可长期留置的输液港分为好多种类，对不同的病人在选择静脉输液通路时所考虑的可选方案可能有所不同。

对于在门诊诊治，医生开具3～7d普通输液（非抗肿瘤药物、血管活性药等特殊输液需求药物）的病人，在护士协助做选择输液通路时可能

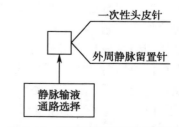

图3-11 静脉通路选择决策树（1）

仅会考虑到每天使用一次性头皮针或进行外周浅静脉留置针的使用。见图3-11。

　　对于在刚送入急诊抢救室的多发伤病人，因大出血出现失血性休克，抢救所需，可能需要不止一条静脉输液通路，而且此时可能会考虑置入速度快的一次性头皮针或外周浅静脉留置针，同时加上中心静脉置管等输液速度快，给药方便的静脉通路形式。见图3-12。

　　对于门诊短期化疗病人，静脉输液通路的选择可能会较多，此时要考虑病人化疗的总疗程和已经完成的疗程数，可以选择一次性头皮针、外周浅静脉留置针、经外周置入的中心静脉插管（PICC）或输液港等形式。见图3-13。

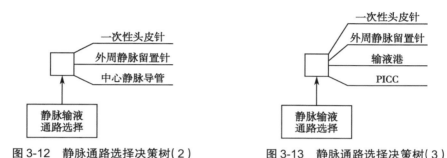

图 3-12　静脉通路选择决策树（2）　　　图 3-13　静脉通路选择决策树（3）

四、决策和检查结果之间的时序

　　请思考在本章案例 3-2 中，如果将代表结果的机遇点 1、2、3 置于代表抗生素决定之前是正确的吗？见图3-14。

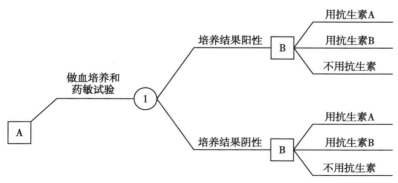

图 3-14　决策点与机遇点的位置

　　上述调整机遇点和决策点的顺序是给予在检查结果出现以后再决定是否使用抗生素，但因本案例讨论的是目前该病人的决策情况，而并非等待病人检查结果出来后再决定是否使用抗生素，所以是不符合逻辑的。但如果是换个思路考虑问题，即目前仅做血培养，待结果出来后再决定是否使用抗生素及使用何种抗生素，则上述决策树是正确的。

因此，决策点与机遇点的顺序是不可以随意调整的，即决策树的展开一定是基于事件和逻辑的顺序展开的。

五、决策点和机遇点的顺序

经分析可知，对于在案例 3-1 的决策点 D 后两组机遇点如果调换位置为如下图，将不影响对结果的分析。见图 3-15。

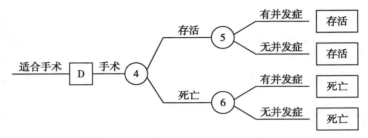

图 3-15　决策树中相邻机遇点的位置（1）

同理，将案例 3-2 中在选择何种抗生素决策点 B 后面，将机遇点 1、2、3 组与机遇点 4、5、6 组对换，也不影响分析结果。

将案例 3-3 中是否患病和检查结果是否阳性的机遇点，也不影响分析结果。见图 3-16。

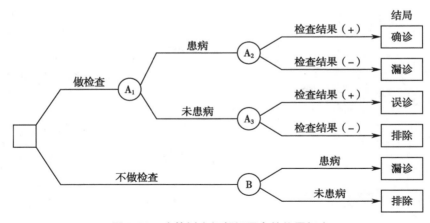

图 3-16　决策树中相邻机遇点的位置（2）

总之，在决策树中，对特定路线的描述和分析完全不依赖于相邻机遇点的排列顺序。在后面章节引入概率后，对决策树相邻机遇点的调整会有直接计算相关结果的作用,详见后面章节的描述。

　　把相邻的决策点整合为一个决策点,是否影响决策分析呢?图 3-17 与案例 3-2 中不同,图中合并了相邻的决策点使决策点只有 1 个即现在的决策点 A,决策点 A 后有 6 条不同的分支,分别为:做血培养和药敏试验,同时用抗生素 A;做血培养和药敏试验,同时用抗生素 B;做血培养和药敏试验,不用抗生素;不做血培养和药敏试验,同时用抗生素 A;不做血培养和药敏试验,同时用抗生素 B;不做血培养和药敏试验,不用抗生素。经分析,图 3-17 与案例 3-2 图中所描述的结果一致。但应注意,决策点 A 后的 6 条分支仍受是否做血培养和药敏试验以及使用抗生素与否两个因素的影响。

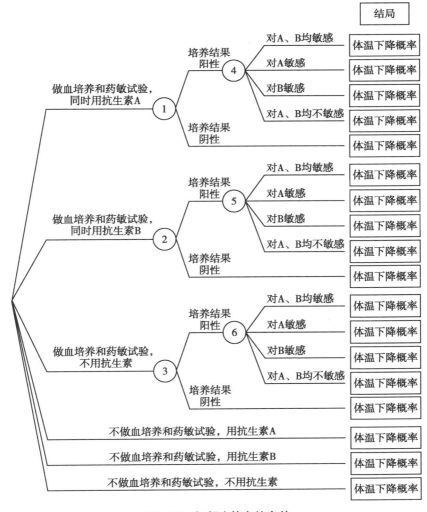

图 3-17　相邻决策点的合并

因此,把相邻的决策点整合为同一个决策点对分析的逻辑没有影响。

第四节 小 结

临床决策树是分析临床问题的一个有用的工具,是在面对临床实际问题时需要作决定时按时间和逻辑顺序展示临床问题的模型。在构建决策树时,需要决策者明确在不同时间节点可能采取的可选择的行动方案,在不同阶段能获得的信息及可能的结果。构建决策树的主要目的是帮助决策者把遇到的实际问题分解成容易处理的若干个小问题,清晰的思考可以采取的措施以及这些措施相对于可获得的信息的时间顺序。决策树的三个基本组成是:选择点(或决策点)、机遇点、结局。按照习惯,决策树是由左向右展开,以方框代表选择点,以圆圈代表机遇点,在决策树的最右边末梢处注明结局。

决策树分析方法较以直觉为基础的临床决策方法有很多优点。它使决策者在某一时间内可以重点考虑待决策问题的某一方面,同时不会忽略对问题全局的把握。决策分析还要求决策者考虑获得资料与可能受该资料影响的后续决策之间的关系。就临床决策分析的方法而言,只有随着经验增长才能认识到临床决策分析的全部价值。

（胡化刚）

爱上思考:

高龄股骨颈骨折的决策分析

一位 92 岁老年男性,因跌倒致左下肢活动受限。经检查后诊断为左股骨颈骨折。病人既往有心绞痛、脑梗死病史。医生向病人及家属介绍病情及治疗方案。可以立刻行手术治疗,恢复股骨颈原有解剖结构及功能,但因病人年龄较大围术期有一定死亡发生的风险,如手术成功病人在康复期经积极康复可能会恢复到以前能自行行走的状态(痊愈),也有一定可能需要借助工具或他人帮助才能行走(好转)。保守治疗,病人也可能会痊愈。保守治疗时病人因需长期卧床可能会有压疮、深静脉血栓形成等长期卧床并发症。

根据上述信息:

1. 构建本案例决策树。

2. 确定所关注的结局并在每条路线的末端标上相应的结局。

3. 将相邻决策点或机遇点进行调整,看是否会影响决策过程。

学习目标

1. 理解概率的基础。
2. 理解概率树分析。
3. 运用临床信息对概率进行修订。

第一节 概 率 基 础

一、概率

概率(probability)是指事件发生的可能性大小,一般用 p 表示,p 值在 $0\sim1$ 之间。如果某一事件只能以一种方式发生,此事件为必然事件,概率为 1;如果某事件可以有 n 种互斥的可能发生,则任意一种结果的概率为 $1/n$。一般随机事件的概率为 $0<p<1$,不可能事件的概率为 0。概率为 0.5 则意味着该事件发生和不发生的可能性相同。比如投掷硬币可能结果有 2 种,即硬币的正面向上或反面向上,而且随着投掷硬币次数的增加,硬币的正面向上和反面向上出现的概率会趋于相等,即 0.5。同理,掷骰子时出现 1 点(或 $2\sim6$ 点中任意一点)向上的概率为 1/6,而且这 6 种点数出现的可能性是相等的。请注意,这种概率的定义确保了所有可能事件的概率之和为 1.0。

在统计学上,如果某随机事件发生的概率 $p\leqslant0.05$(或 0.01)时称为小概率事件。对于小概率事件,由于发生的概率很小,在一次抽样或研究中出现的可能性很小,在研究中出现小概率事件是怀疑或拒绝前提条件的依据,这也是统计学的理论依据,以此来实现统计推断。如在护理科研中对试验组和对照组的某项观察指标进行统计分析时得出的 p 值小于 0.05(或 0.01),可以推断出两组此观察指标是有差异的。

事件 e 发生的概率用 $p[e]$ 表示,读作"e 的 p",即 e 事件发生的概率。如果事件 e 的概率为 0.56,则记为:$p[e]=0.56$。例如,"有某种情况的腹痛病人腹痛原因是阑尾炎的概率是 0.81"的表述中,e 为事件"有某种情况的腹痛病人腹痛原因是阑尾炎"。

二、加法原理

一个随机事件所有可能结局的概率之和永远为 1.0。当不同结果的发生概率不同时,该法则仍然成立。因此在实际运用概率时,可以使用已知概率的"补数"来帮助计算,如 1.0 减去已知事件的概率和即为未知事件的概率和。

如已知在某群体中,血型(以 ABO 分型)只有 O 型、A 型、B 型和 AB 型 4 种,已知 O 型、A 型、B 型的概率分别为 0.41、0.39、0.10,那么 AB 型血型的概率是多少呢?可以通过加法原理计算出。

因为:$p[O]+p[A]+p[B]+p[AB]=1.0$

所以:$0.41+0.39+0.10+p[AB]=1.0$

$p[AB]=1.0-(0.41+0.39+0.10)=0.10$

再如:已知一个孕妇怀上三胞胎,问三胞胎中至少有一个女孩和一个男孩的概率是多少?在分析这个问题时,三胞胎的性别有如下三种可能:全部是男孩、全部是女孩、既有男孩也有女孩。根据概率的加法原理,上述三种可能性之和为 1.0,所以可以从简单的计算入手,先计算全是男孩的概率和全是女孩的概率(实际上是相同的),再从 1.0 中减去上述两个概率即为至少有一个男孩和一个女孩的概率。三胎均为男孩的可能性为 $(1/2)\times(1/2)\times(1/2)=1/8$,均为女孩的可能性也为 1/8。因此,按照概率的加法原理,三胞胎中至少有一个女孩和一个男孩的概率是 $1-1/8-1/8=3/4$。

三、联合概率

任意数目的事件伴随发生的概率被称为这些事件的联合概率,如两个事件 e 和 f 伴随发生的概率被记录为 $p[e,f]$,而且有 $p[e,f]=p[f,e]$,这是因为"事件 e 和 f 等价于事件 f 和 e"。

当事件 e 在给定事件 f 时的条件概率和未给定 f 时的非条件概率相同时,则事件 e 和 f 的概率是独立的。当事件 e 和 f 相互独立时 $p[e,f]=p[e]\times p[f]$

如投掷硬币正面向上同时投掷骰子 1 点向上的概率是多少?

上述问题其实是一个联合概率问题,表述为 p[投掷硬币正面向上,投掷骰子 1 点向上],因为投掷硬币和投掷骰子是没有关系的两个独立事件,故 p[投掷硬币正面向上,投掷骰子 1 点向上]$=p$[投掷硬币正面向上]$\times p$[投掷骰子 1 点向上]$=(1/2)\times(1/6)$。

用过上述例子,可以清楚地看到,如果事件 e 和事件 f 独立,那么

$$p[e,f]=p[f,e]=p[e]\times p[f]=p[f]\times p[e]$$

其实在上面三胞胎性别的计算中已经运用过上述公式来计算三胞胎为同一

性别的联合概率。

四、条件概率

在已知事件 f 发生的前提下，事件 e 发生的概率被称为基于事件 f 条件下事件 e 的条件概率，记为 $p[e|f]$。联合概率和条件概率之间关系可用下述公式表示：

$$p[e, f] = p[e|f] \times p[f]$$

【案例 4-1】

表 4-1 中列举了某群体吸烟与否与是否有冠心病之间的关系

表 4-1　某群体吸烟与否与是否有冠心病之间的关系

是否吸烟	有冠心病	无冠心病	合计
吸烟	564	4474	5038
不吸烟	251	4711	4962
合计	815	9185	10 000

从上表中可以看出，$p[吸烟, 有冠心病]=564/10\,000=0.0564$，这是吸烟和冠心病两种事件的联合概率。上述表中也可以看到各自的概率即：$p[吸烟]=5038/10\,000=0.5038$；$p[有冠心病]=815/10\,000=0.0815$。此时：$p[吸烟] \times p[有冠心病]=0.0410 \neq 0.0564$。

其实，在本案例中：$p[吸烟] \times p[有冠心病] \neq p[吸烟, 有冠心病]$ 是因为是否吸烟和是否有冠心病两个事件并不是两个独立的事件，存在一定关系。如何探讨此种关系请参阅相关统计学文献。

在本案例中，其实可以使用条件概率的方法求解，在本案例中条件概率即为已知某个体为吸烟者，问其有冠心病的概率，其实就是求 $p[吸烟, 有冠心病]$。这里之所以被称为条件概率，是因为它表示的是已知某个体为吸烟的条件下同时患有冠心病的事件。这一条件概率被表示为 $p[冠心病 | 吸烟]$，其中的竖线读作"已知"或"基于条件"，因此 $p[冠心病 | 吸烟]$ 读作"已知吸烟时该个体患有冠心病的概率"。

$$p[吸烟, 有冠心病] = p[冠心病 | 吸烟] \times p[吸烟]$$
$$= (564/5038) \times (5038/10\,000) = 0.0564$$

上述计算也可以为：

$$p[吸烟, 有冠心病] = p[吸烟 | 冠心病] \times p[冠心病]$$
$$= (564/815) \times (815/10\,000) = 0.0564$$

五、联合概率中的加法原理

加法原理在联合概率中有所不同。参考上述吸烟与冠心病的案例，可以看出某个冠心病病人，其吸烟与否都有可能，且两者必有其一，因此应该有：

p[有冠心病]=p[有冠心病,吸烟]+p[有冠心病,不吸烟] 即为：815/10 000=564/10 000+251/10 000

第二节　概率树分析

在决策树中，机会事件是用代表机遇点的小圆圈引出的分支来表示的，每个分支代表一个可能的事件。如果把某个机遇点后面的所有分支的概率标在分支上，并把所有分支的概率相加，之和必定为 1.0，这也是符合概率的加法原理的。例如上节中提到的投掷骰子可能发生的情况，1～6 点面向上的可能性均为 1/6，且各可能性加在一起的和为 1.0。见图 4-1。

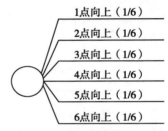

图 4-1　投掷骰子概率树

上图展示了一个机遇点后面的情况，里面不含决策点，因此称之为概率树。

上节提到的三胞胎性别的问题也可以用概率树的形式展示如下。见图 4-2。

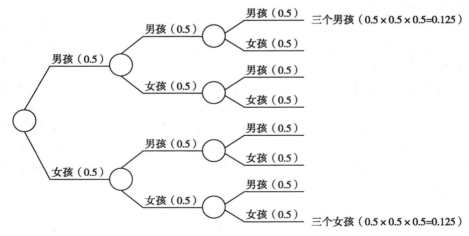

图 4-2　三胞胎性别概率树

从上图可以看出，每个分支（圆圈代表的机遇点）后都有概率相同（0.5）的可能性为男孩或女孩，且每个机遇点后分支之和均为 1.0。从上图可以清楚地看到三胎均为男孩的描述为上图每个机遇点后关注上面的路径，所以三胎均为男孩的概率就是上图沿着每个机遇点后上面一条分支计算的路径概率，为 0.5×0.5×0.5=0.125；三者均为女孩的概率是每个机遇点后关注下面一个分支的路径概率，也是 0.5×0.5×0.5=0.125。

把上一节提到的某群体吸烟与否与是否有冠心病之间的关系用概率树的形式展示出来（图4-3）。

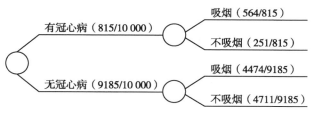

图4-3　吸烟与冠心病之间关系概率树（1）

从上述概率树可以直观地看到整个 10 000 人的群体中有 815 人患有冠心病，有 9185 人无冠心病，其中有冠心病的人群中吸烟者有 564 人，那么既有冠心病又吸烟的人的概率是上图每个机遇点后关注上面一个分支的路径概率，即为：（815/10 000）×（564/815）=564/10 000=0.0564。这个值和上一节提到的 p［吸烟，有冠心病］= p［吸烟｜冠心病］×p［冠心病］=（564/815）（815/10 000）=0.0564 是相同的。

根据上一章中介绍的，在决策树中改变相邻机遇点的位置不会影响对结果的分析，本案例的概率树也可以绘制如下，见图4-4。

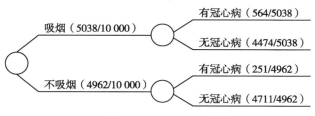

图4-4　吸烟与冠心病之间关系概率树（2）

第三节　利用临床信息对概率进行修订

在临床情境中，给病人实施某项检查或利用测量工具进行评估，往往基于对该病人患某对应疾病或健康状态的怀疑（先验概率，即在未做检查或评估时，情况相似病人患病的概率）。如某胸痛病人可能（这里的可能是一个不确切的怀疑的概率大小)出现了心肌梗死,需要做心电图或心肌酶谱实验,但实验结果如果是阳性,该病人是否一定是心肌梗死呢?实际上仅仅是对怀疑心肌梗死的诊断的概率(后验概率,即对该个体进行检查后对先验概率的修订)增加了,即医生对自己的判断多了有力的依据支撑。再如,在护理病人过程中,用某压疮评估量表对某病人进行评估后发现,该病人压疮评分大于临界值,是否意味着,如果不采取相应措施,该病人一定会发生压疮呢?

面对一些检查或评估,病人和医护人员往往关注的是结果是否阳性或是否达到诊断标准,虽然有些检查或评估是可以根据结果明确病人是否患某种疾病的"金标准",如冠状动脉造影对诊断冠状动脉狭窄。但绝大多数的检查和评估手段都是不能保证百分之百正确的,传统理解的检查或评估阳性就是患病,阴性就是不患病的思路是不符合实际情况的。因为绝大多数的检查是有一定灵敏度和特异度的。可以通过下面的表 4-2 说明这个问题(以某检查为 T,T+ 意味着检查结果为阳性,T− 意味着检查结果为阴性,以该检查针对诊断的疾病为 D,D 为患病,$\overline{D}$ 为未患病)。

表 4-2   检查与疾病四格表

检查结果	D	$\overline{D}$	合计
T+	a	b	a+b
T−	c	d	c+d
合计	a+c	b+d	a+b+c+d

在上表中,如果单从本检查来明确是否患该疾病,a 意味着检查结果阳性同时患该疾病者,即为确诊;b 意味着检查结果阳性但实际并未患病,即为误诊;c 意味着检查结果是阴性但实际患病的人,即为漏诊;d 意味着检查结果阴性同时没有患病的人,即为排除诊断。人们往往希望看到检查结果阳性者(a+b)一定(或尽可能多)是病人(a),检查结果阴性者(c+d)一定(或尽可能多)是无该病者(d)。更直观地说,是上述表格中 a 和 d 尽可能大些,b 和 c 尽可能小些。但实际上,正如上文所述,除少数"金标准"的检查外,绝大多数的检查或评估均为能力有限的测量手段,即:即使该检查是阳性的也不能单凭这一项检查确定此人患病,同理即使检查结果是阴性的,也不能单凭这一项检查完全排除此人不患病的可能性。这里就要提到检查或评估的效率即灵敏度和特异度的概念:

灵敏度即为已知患病情况下阳性检查结果的概率,即真阳性率,$p[T+|D]$,高灵敏度的检查善于检查出患病者。

特异度即为已知未患病情况下阴性检查结果的概率,即真阴性率,$p[T-|\overline{D}]$,高特异度的检查善于检查出未患病者,即善于剔除没有疾病的人。

需要注意的是，灵敏度和特异度是分开的。一项检查或评估工具可能有高灵敏度和低特异度，或低灵敏度和高特异度，或灵敏度和特异度都高，或灵敏度和特异度都低。理想的检查是有高灵敏度同时又有高特异度。

虽然临床实践中可能不会过多地考虑一个检查或评估工具的灵敏度或特异度问题，但实际上，如果决策者仔细地考虑了这个问题，相信会更有利于不确定情境下的临床决策，给病人带来更大的益处。

【案例4-2】

Braden 量表被普遍认为是较理想的压疮危险因素评估量表。彭美慈等2003 年对其进行了进一步修订，即修订版 Braden 量表。Braden 量表包括 6 个条目，即从病人的感觉、移动、活动能力、皮肤潮湿、营养状况、摩擦力和剪切力 6 个方面来进行评估。除"摩擦力和剪切力"一项外，各条目得分均为 1～4 分，总分 6～23 分，综合各研究结果，推荐的诊断界值为 18 分。修订版 Braden 量表删除了 Braden 量表中"营养状况"评分项目，增加了"体型 / 身高""皮肤类型"2 项评分内容。共 7 个条目。除"摩擦力和剪切力"一项外，各条目得分均为 1～4 分，总分 7～27 分，诊断界值为 <19 分。以上两种量表均为得分越低，发生压疮的危险性越高。有报道指出修订版 Braden 量表在国内手术室运用于手术病人评估压疮的灵敏度和特异度分别为 70%、58%。试问，如果某手术室手术病人总体各期压疮发生率为 9%，运用修订版 Braden 量表评估手术病人如果分数大于等于 19 分，病人发生压疮的概率是多少？如果评估分数小于 19 分，病人不发生压疮的概率是多少？

下面将利用已经学习过的知识解决此类问题。

第一种方法是利用四格表计算：

第一步是将问题的已知信息填入到空白四个表的相应位置，假设总人数为100 人（这里可以用任意的数值，1 或 1000 等均可）。见表 4-3。

表 4-3　手术病人压疮发生风险的评估(1)

Braden 评分	发生压疮（人）	未发生压疮（人）	合计（人）
≥19 分			
<19 分			
合计			100

因已知总的压疮发生率为 9%，那么这 100 人中有 9 人发生压疮，91 人未发生压疮，把计算结果填到上述表格中。见表 4-4。

表 4-4　手术病人压疮发生风险的评估（2）

Braden 评分	发生压疮（人）	未发生压疮（人）	合计（人）
≥19 分			
<19 分			
合计	9	91	100

已知，修订版 Braden 量表在国内手术室运用于手术病人评估压疮的灵敏度为 70%，根据灵敏度的定义，在发生压疮的所有人群中（即 9 人），有 70% 的人（9×0.7=6.3）评估的结果为阳性（大于等于临界值），30% 的人评估结果为阴性（小于临界值）。将计算的数值填入表中相应空白处。见表 4-5。

表 4-5　手术病人压疮发生风险的评估（3）

Braden 评分	发生压疮（人）	未发生压疮（人）	合计（人）
≥19 分	6.3		
<19 分	2.7		
合计	9	91	100

已知该量表的特异度为 58%，根据特异度的定义，在未发生的所有人群中（即 91 人），有 58% 的人（91×0.58=52.78）评估的结果为阴性（小于临界值），42% 的人（91×0.42=38.22）评估结果为阳性（大于等于临界值）。将计算的数值填入表中相应的空白处。见表 4-6。

表 4-6　手术病人压疮发生风险的评估（4）

Braden 评分	发生压疮（人）	未发生压疮（人）	合计（人）
≥19 分	6.3	38.22	
<19 分	2.7	52.78	
合计	9	91	100

上述四格表中仅仅缺少最右边的两项合计值，计算后填入四格表。见表 4-7。

表 4-7　手术病人压疮发生风险的评估（5）

Braden 评分	发生压疮（人）	未发生压疮（人）	合计（人）
≥19 分	6.3	38.22	44.52
<19 分	2.7	52.78	55.48
合计	9	91	100

如果评分≥19分，病人发生压疮的概率是指6.3/44.52=14.15%。

如果评估分数<19分，病人不发生压疮的概率是指52.78/55.48=95.13%。

通过上述的计算可以得出如下结论：如果未对病人进行任何评估，病人发生压疮的概率为9%（先验概率）；如果评估分数在19分及以上，该病人发生压疮的风险从9%（先验概率）增加到14.15%；如果评估分数在19分以下，病人不发生压疮的概率为95.13%。可见并不能仅仅根据修订版Braden量表进行是否发生压疮的风险预测，而该工具仅仅是帮助医务人员改变对压疮发生概率估计的判断。

通过概率树分析同样可以计算需要的后验概率，此方法称为转换概率树法。

用上一个案例展示。首先根据已知条件构建一个概率树，并将已知的概率添加到概率树上。见图4-5。

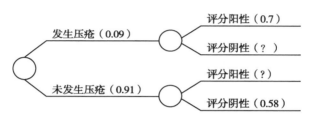

图4-5 手术病人压疮发生风险评估概率树（1）

根据机遇点后面所有分支的概率和为1的原理，可以计算出上图中未知的两个概率。见图4-6。

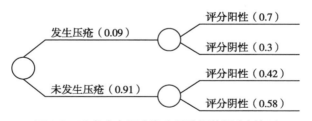

图4-6 手术病人压疮发生风险评估概率树（2）

计算出每条路径的路径概率，见图4-7。

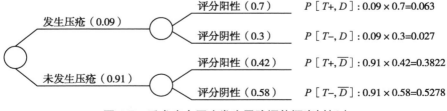

图4-7 手术病人压疮发生风险评估概率树（3）

上面已经学习过，相邻机遇点互换不影响决策分析，即一系列随机事件的总概率不依赖于事件发生的顺序，进行概率树的转换，将第一个分支从是否发生压疮调整为评分是否阳性，并将相应的路径概率标出来。见图4-8。

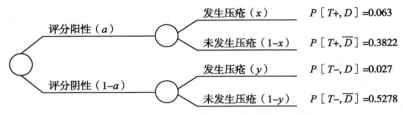

图4-8　手术病人压疮发生风险评估概率树（4）

根据上图和相关原理 $a=p[\mathrm{T+}]=p[\mathrm{T+},\mathrm{D}]+p[\mathrm{T+},\overline{\mathrm{D}}]=0.063+0.3822=0.4452$；则 $1-a=0.5548$；进一步可以计算出相应的后验概率即：$x=p[\mathrm{D}|\mathrm{T+}]=0.063/0.4452=0.1415$，$y=p[\overline{\mathrm{D}}|\mathrm{T-}]0.5278/0.5548=0.9513$。

所计算结果和四格表计算结果一致。

第四节　概率的获取

决策树分析方法为解决临床实践中遇到的不确定问题提供了一个不同的思路，在决策树分析方法中，构建好决策树后，对决策树上每个机遇点后各分支的概率确定是获得最终决策的重要内容，本节将介绍如何获取临床决策分析中所需要的概率。

一、查阅文献

对于决策者需要的某些概率值，首先可以尝试从查阅相关文献的手段获得。因为决策者需要的概率可能从别人已经开展的相关研究、已经发表的文献报道或记录在数据库中的相关数据中推论得到。一般认为，在决策过程中使用从文献获得的概率值是比较可靠的，因为这种是定量证据的使用。例如想知道对病人进行身体约束而导致的病人严重不良事件的发生概率，在查阅文献报道中发现，报道指出在1000个接受身体约束的病人中有35人发生了严重不良事件。从而 $p[$ 约束病人导致的严重不良事件 $]=35/1000$。而且报道的样本量越大，那么引用的概率值越有可信度，即在样本足够大时，有把握认为这个样本中的观察频率是一般人群中实际概率的良好估计值。

在查阅文献获得概率时需要评价文献的来源、所报道研究的科学性和可信度。目前认为，随机对照试验（RCT）或者多项高质量 RCT 的 meta 分析所报道的概率值可靠性较高。决策者所参考文献的研究设计及实施要有较高的质量和严谨的质量控制，以减少研究本身带来的偏倚。如果在查阅文献时找到几项相似研究，这时需要认真科学地评估各研究的方法学质量，排除低质量的一些研究，并运用高质量研究的平均结果作为概率的估计值，同时也可以使用各研究报道的整个概率区间进行敏感度分析。

为了在临床实践决策过程中使用某项（或某几项）研究结果获得的概率估计时有以下几个问题需要注意。

首先，文献报道中的干预方法（或评估方法）不一定与遇到的真实临床情境完全相同。不同的人员（包括医务工作者、病人及其家属）、设备、器材、临床情境都可能会影响获得的概率值。例如，某项预防压疮的方法可能会因为实施者的不同或针对目标人群的不同而产生不同的效果。

其次，在报道的文献中，获得相应数值过程中已获知的信息、利用的资源可能不一定与决策者所处的情境完全相同。

再者，报道的研究目标人群有可能是随机抽样的，也有可能采用的是方便取样的方法，报道的研究人群可能在某些重要特征上与决策者面对的个体有很大不同，这时需要重点考量是否可以使用相关数据。

基于上述几点可以看出，并不是因为可以在文献中查到某项数据就一定引用它。在实际运用过程中需要根据决策者个人的经验、判断、对实际病人的了解情况以及通过专家咨询的方法做出调整的概率估计，这样可能会更贴近决策者面对的真实情境。

二、主观概率

决策者对某事件发生信心强度的量化过程被称为主观概率评价。当决策者认为未知概率事件 A 发生的概率 $p[A]$ 与另一已知发生概率的事件 B 的已知概率 $p[B]$ 相同，及 A、B 事件均有相同发生的可能性，则此人关于事件 A 的主观概率为 $p[A](=p[B])$。

下面通过一个例子介绍如何进行主观概率的评价。

【案例 4-3】

当护士为一位病人置入胃管后，该护士需要知道胃管是否已经进入病人的胃内。在未做任何测试（如回抽胃液、注入空气、摄片等）时该护士需要对胃管在胃内事件发生信心的强度进行量化，这时可以通过一些问答式的方法来解决。该护士可能在想"插入胃管后胃管要么在胃内，要么不在胃内"从而得出胃管在胃内的概率是 50%，显然这不是一个科学的估值方法。

该护士可以回忆自己以前为相同病人插入胃管后胃管在胃内的概率进行估计,例如在她记忆中有十之八九置入的胃管都在胃内,那么该病人胃管在胃内的可能性为 80%～90%。当然也可以使用下面的方法进行主观概率的估值。

进一步提出问题,胃管一定在胃内吗?是否出现过不在胃内的情况呢?如果不能确定,那么 p[在胃内]<1。

胃管在胃内的可能性和投掷骰子 1 点向上的可能性哪个大呢?如果护士认为胃管在胃内的可能性远大于投掷骰子 1 点向上的可能性,那么 p[在胃内]>1/6。

胃管在胃内的可能性和投掷硬币正面向上的可能性哪个大呢?如果护士认为胃管在胃内的可能性大于投掷硬币正面向上的可能性,那么 p[在胃内]>1/2。

可以继续通过与"已知"概率事件的类比来缩小估计概率值,直到确定一个值。上述过程可以得到一个在 0～1 之间的概率,只要决策者按照下述传递原则:如果认为 A 事件比 B 事件更可能发生而 B 事件又比 C 事件更可能发生,那么就有理由相信,A 事件比 C 事件更可能发生。

实际上在很多临床护理决策过程中,并不一定需要将某概率估计到十分精确的一个值,一个概率范围(如 $0.2<p<0.25$)可能就足够做出决策了。是否需要确切的概率值以及需要概率的范围大小问题可以在决策树模型的灵敏度分析(或称阈值分析)中解决。

在实际运用中也可以由几位不同的决策者单独对某事件做出主观概率评价后取平均值的方法来对未知概率进行主观赋值。

主观概率作为概率值遵守客观概率的所有定律,如加法原理,乘法原理、联合概率等,因为主观概率和客观概率在逻辑上和数学上是等效的。

主观概率难免会有一些偏倚,为了减少主观评价的偏倚,在主观概率赋值时应注意以下原则:代表性(概率赋值能真实代表或反映决策者面对的真实情景)、可用性和稳定性。

三、基于专家组咨询的主观概率评价

获得概率评价的另一种方法是征集一组专家的意见(Delphi 方法)。这样做的好处是,通过相互制约,专家组成员不容易出现单一个体出现的主观偏倚。

(胡化刚)

爱上思考:

1. 如何构建概率树?

2. 举例说明如何利用临床信息对概率进行修订?

3. 举例说明如何获取概率?

临床护理决策效用分析

1. 识记结局的种类。
2. 理解涉及结局效用的阈值分析。
3. 运用结局的效用分析。

　　临床护理决策分析中有三个最主要的因素：第一个因素是按照逻辑和时间的顺序描述事件的发生，即决策树的构建，构建的决策树应包含可选择的方案、选择相应方案后可能遇到的各种情况及每个路径所针对的结局；第二个因素是对所构建决策树中不确定信息的评估和概率分析；第三个因素是关于临床护理决策中可能结果的赋值。例如，在和病人讨论治疗方案的选择时，如何决定是否为减少痛苦或避免肢体功能丧失而甘冒立即死亡的风险？在评估可选择的决策策略结果时，如何考虑生存、生活质量和其他的价值？如何评估病人更倾向于选择长期带病生存或短期健康生存？

第一节　概　　述

　　其实在前面章节关于决策树的分析中，已经大概了解了对所有结果需要一个赋值方能进行决策树的返算，从而做出决策。本节将着重讨论对结果赋值的问题，即效用的分析。效用分析的实质是价值的判断，它构成了临床护理决策的基础。

　　为了更好地理解学习效用分析，先复习一个概念，期望值。期望值：一个概率统计分布数有 V_1、V_2 直到 V_n，假设 V_1 的概率是 p_1，V_2 的概率是 p_2……V_n 的概率是 p_n，这个数的期望值（或均值）就是可能数值的加权平均，即：$p_1V_1+p_2V_2+\cdots\cdots p_nV_n$。下面举个例子：如某种状况的癌症病人生存年数与概率的关系如下：存活 1 年的概率为 50%，存活 2 年的概率为 35%，存活 3 年的概率为 15%，存活 4 年的概率为 8%，存活 5 年的概率为 2%，问该类病人平均存活时间是多少年？

可以用 1×50%+2×35%+3×15%+4×8%+5×2%=2.12（年）

上述问题也可以用概率树的返算来计算，见图 5-1：

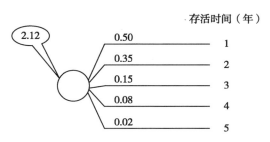

图 5-1 某癌症病人存活时间概率树

根据上面的例子可以看出，在决策分析中，如果需要返算出期望值，需要知道每个不确定因素的发生机会（概率）和结局的数值化，而结局的数值化正是本节讨论的内容。

第二节 临床决策树构建的案例及结局的种类

一、临床决策树构建的案例

【案例 5-1】

假设某慢性肝衰竭的病人有下列两种可能中的一种：慢性进行性肝炎或肝硬化。对于慢性进行性肝炎的病人使用类固醇治疗可以使两年生存率从 67% 提高到 85%，而类固醇对肝硬化无效，且如果肝硬化病人使用类固醇治疗有产生并发症的风险，该风险会使肝硬化病人的两年生存率从 50% 降低为 48%。肝活检可以得出病人所患疾病是慢性进行性肝炎还是肝硬化，从而可以采用正确的治疗方法，但活检有 0.1% 的死亡风险，请问应该对此病人进行肝活检吗？

【案例 5-2】

某病人的临床表现和前期检查显示其患冠心病的概率为 5%，现有一项运动心电图的检查，该检查针对此类病人的灵敏度是 60%，特异度是 91%，请构建上述问题的决策树分析是否应该进行运动心电图检查？

【案例 5-3】

某老年糖尿病病人有足部坏疽,足部病变有可能会进一步发展。目前可选择的方案有立即截肢,这样只需要进行患足截肢即可控制病情,但截肢手术有一定的死亡风险,已知此类病人足部截肢手术死亡的风险为 1%。也可以选择保守治疗,此类病人保守治疗有 70% 的可能会痊愈而不需要手术,但同时也有30% 的足部坏疽恶化的可能,如果足部坏疽恶化,只能选择手术,这时手术的范围要达到膝上截肢,且此类手术的死亡风险为 10%,请分析如何协助病人做出决策?

【案例 5-4】

某女性病人,68 岁,家庭主妇,有 10 年心绞痛病史,8 年前因骨关节炎曾作髋关节矫形手术,矫形手术效果满意,8 个月前曾患心肌梗死,经治疗有所恢复,但心绞痛持续存在。病人因"近一年负重时髋关节疼痛,进行性加重"入院,骨科医生检查后初步诊断为无菌性髋关节股部松动。目前有几种治疗方案供选择,保守治疗有 20% 的机会维持现状,80% 的可能恶化;已知此类病人如果选择手术,有 25% 的人行髋臼置换术,65% 的人行股骨头置换术,有 10% 的人行全髋置换术。每种手术均有一定的死亡风险:髋臼置换术术后效果良好的概率是 80%,术后效果不好的概率是 15%,有 5% 的病人手术死亡;股骨头置换术术后效果良好的概率是 60%,术后效果不好的概率是 30%,有 10% 的病人手术死亡;全髋置换术术后效果良好的概率是 45%,术后效果不好的概率是 30%,有 15% 的病人手术死亡。请根据上述信息构建决策树并进行决策分析。

根据前面章节学习的决策树的构建过程,可以构建上述三个案例的决策树。决策树构建完成后请注意在决策树最右端的结局,在每个案例针对的决策树中,最后相应的结局变量均不同,如肝活检的案例 5-1 中关注的是病人 2 年后的生存率,即生存或死亡,见图 5-2。

运动心电图检查的案例 5-2 中关注的是病人检查后是明确诊断、排除诊断、误诊或是漏诊,见图 5-3。

在糖尿病足的案例 5-3 中关注的结局包括:死亡、痊愈、足部截肢和膝上截肢,见图 5-4。

在髋关节手术的案例 5-4 中关心的结局更多,包括不手术维持现状、不手术恶化、手术效果良好、手术效果不好和手术死亡,见图 5-5。

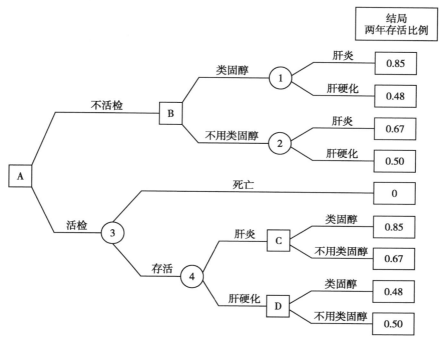

图 5-2 肝活检决策树分析(1)

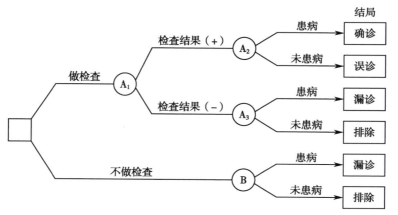

图 5-3 运动心电图检查决策树分析

如此看来,四个案例中关注不同数量的结局指标,有的案例关注的是相同的方面,如案例 5-1 的两年存活比例(生存或死亡),案例 5-2 的检查结果与实际患病与否的匹配程度(下文详述)。但也有的案例关注的结果是不同的方面,如案例 5-4 中的结局涉及死亡与否,也涉及手术效果的好与坏。其实,在临床实际

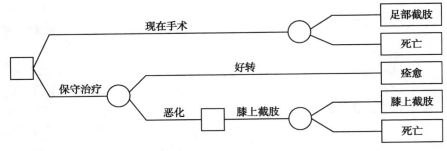

图 5-4　糖尿病足决策树分析（1）

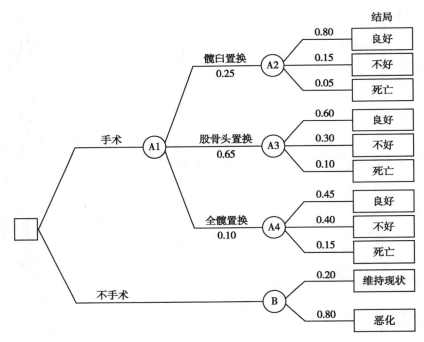

图 5-5　髋关节手术决策树分析

情景中绝大多数的临床护理决策分析结局指标可能超过两种，且可能超过两种类型，有时可以简化决策树及结局种类和类型，而有时很难简化，这就需要对描述性的结局进行赋值，因为只有对结局进行赋值后才有可能进行返算，做出最佳的决策。

二、结局的种类

（一）两种可能的结果

最简单的结局种类是位于决策树最右边的结局只有两种。例如案例 5-1 的结局实际上是两年存活比例，也就是两年后病人是存活还是死亡，即存活和死亡。其他的此类问题有：护理措施或手术的成功或失败、某项护理或治疗后病人满意与不满意、某些预防感染措施实施后病人是否发生感染等。在分析此类两种结局种类的问题时，可以不要求明确每种结局的具体价值评定（赋予明确的效用值），决策的标准可以简单到选择使较好结果的概率达到最大的策略。

（二）单因素下的多种可能结果

在分析临床实际问题时会发现，有时关注的结局问题涉及两个以上的结果，且这些结果是可以在一起比较或考虑的，如这些结果可以按逻辑或常识进行明确的排序，这个排序可以说明哪个结果是最愿意看到的，哪个结果是最不愿意看到的，哪些结果是介于上述两者之间的。如在案例 5-2 中，需要考虑 4 种结果，即：检查结果阳性同时病人确实患病的明确诊断、检查结果阴性同时病人确实未患该病的排除诊断、检查结果阳性但是病人并未患该病的误诊、检查结果阴性但病人确实患该病的漏诊。在上述"明确诊断""排除诊断""误诊"或"漏诊"四种结果中，病人和医务工作者其实最愿意看到的是未患病且检查结果阴性的"排除诊断"，因为一旦排除诊断，表示病人无冠心病，不需要接受冠心病相关的治疗。而最不愿意看到的是漏诊，这相当于把一个患有冠心病的人诊断为无冠心病，病人可能会因漏诊而延误治疗，甚至失去治疗机会。被误诊的病人虽然经历了"冠心病"诊断的担忧或接受部分冠心病治疗，但在后期的其他检查中可能被排除冠心病患病的可能，病人可能仅仅在心理上承受压力或身体、经济上有一定的损失，但毕竟好于其确实患冠心病，所以上述四个结局可以按最愿意看到的至最不愿意看到的结局排列为：排除诊断、误诊、明确诊断、漏诊。在糖尿病足的案例中也可以较为肯定的将结局排序为（最优至最差）：痊愈、足部截肢、膝上截肢、死亡。

与两种可能结果的案例不同，当结局超过两种时，虽然可以按优先次序排序，仍需要明确各结局的具体位置，从而方便后面的计算，如必须说明误诊与明确诊断相比有多大益处等。

（三）多因素下的多种可能结果

最复杂的结局种类是多因素下的多种可能结果。且在不同因素的情况下，不同结果不能进行直接的比较。如某案例可能涉及的结局有生存期的维度，同时也有是否伴有疼痛的维度。当然，可以较容易地选择长期生存优于短期生存，短期生存优于立即死亡；同时也可以为生存时伴有的疼痛排序，无痛优于轻度疼痛，轻度疼痛优于重度疼痛。但当在实际情况下综合考虑时就会面对更复杂的情况，如何评价无痛短期生存与轻度疼痛长期生存两者之间的优劣？这里就需要对生存和疼痛分别进行价值的分析，即效用分析，当两个不能进行直接比较的结局分别与一个标准尺度对比并找到两个结局的位置（价值分析）后，这两者就可以进行比较了。

第三节 结局的效用分析

一、两种结局的效用分析

回顾一下案例 5-1：假设某慢性肝衰竭的病人有两种可能中的一种：慢性进行性肝炎或肝硬化。对于慢性进行性肝炎的病人使用类固醇治疗可以使两年生存率从 67% 提高到 85%，而类固醇对肝硬化无效，且如果肝硬化病人使用类固醇治疗有产生并发症的风险，该风险会使肝硬化病人的两年生存率从 50% 降低为 48%。如果肝活检可以得出病人所患疾病是慢性进行性肝炎还是肝硬化，从而可以采用正确的治疗方法，但活检有 0.1% 的死亡风险，请问应该对此病人进行肝活检吗？

其实，在案例 5-1 中仅涉及两种结果，即病人两年后是否生存，简单来说就是某种处理结果的两年后存活比例。如前所述，此种情况分析较为简单，并不需要给这两种结果进行明确的赋值，而是寻找一种有利结果概率最高的策略，也就是两年存活比例最高的策略。可以将案例中的信息加入到下图并进行返算，就可以一目了然地得出结论。见图 5-6。

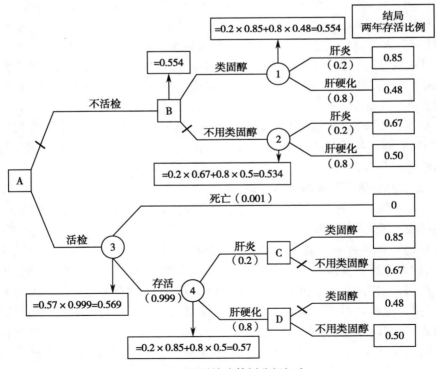

图 5-6 肝活检决策树分析（2）

在上图中最终要讨论的是决策点 A 后的选择，但根据决策分析的原理，需要返算，首先沿着不活检的分支分析，如果不活检就需要进行决策点 B 的决策，即在不活检时需要对未知的情况（病人所患是肝炎还是肝硬化）做出决策，这时就需要比较机遇点 1 和机遇点 2 的期望值大小。从返算的结果看，机遇点 1 的期望值是 0.554。机遇点 2 的期望值是 0.534，小于机遇点 1 的期望值。所以如果不活检，应该选择类固醇治疗，这时决策点 B 的期望值也就是 0.554。再分析活检的这个分支，如果选择了活检，病人并没有因为活检而直接死亡，这时就可以明确病人是肝炎或肝硬化的诊断从而选择相应的治疗策略，如病人活检确诊是肝炎则选择使用类固醇，如病人活检确诊为肝硬化则不使用类固醇治疗，此时机遇点 4 的期望值是 0.57，进一步返算出机遇点 3 的期望值是 0.569。比较机遇点 3 和决策点 B 的期望值可以看出，从两年存活比例最高的角度考虑，该病人应该进行活检。

其实，在上述分析中，默认了生存的效用值是 1，死亡的效用值是 0。针对两种结局的决策分析，列出了希望的和不希望的结局，可以将希望的和不希望的结局分别列为 1、0 或 100、0 等。那么如果不将结局列为此类数据，会影响决策分析吗？答案是不会影响决策分析，如此两种结局的决策分析，只需要分清哪种是希望看到的结局，哪种是不希望看到的结局，使希望看到的结局概率最大化即可做出最佳决策。下面将对案例 5-1 进行分析。

假设生存的效用值为 X，死亡的效用值为 Y。已知生存是希望看到的，所以就有 X>Y。现在要比较的是决策点 B 和机遇点 3 的大小，同样需要返算出上述各点的期望值，见图 5-7。

机遇点 1 的期望值为：

$0.2×(0.85X+0.15Y)+0.8×(0.48X+0.52Y)=0.554X+0.446Y$

机遇点 2 的期望值为：

$0.2×(0.67X+0.33Y)+0.8×(0.5X+0.5Y)=0.534X+0.466Y$

因为 $X>Y → 0.02X>0.02Y → 0.02X+0.534X+0.446Y>0.02Y+0.534X+0.446Y$

$→ 0.554X+0.446Y>0.534X+0.466Y$

即机遇点 1 的期望值大于机遇点 2 的期望值，也就是说，如果不活检将选择使用类固醇，同时也意味着决策点 B 的期望值取决策点 B 后期望值较高的分支，即为 0.554X+0.446Y。

下面需要比较机遇点 9 及机遇点 10 期望值的大小，机遇点 11 和机遇点 12 期望值的大小：

机遇点 9 的期望值为：$0.85X+0.15Y$

机遇点 10 的期望值为：$0.67X+0.33Y$

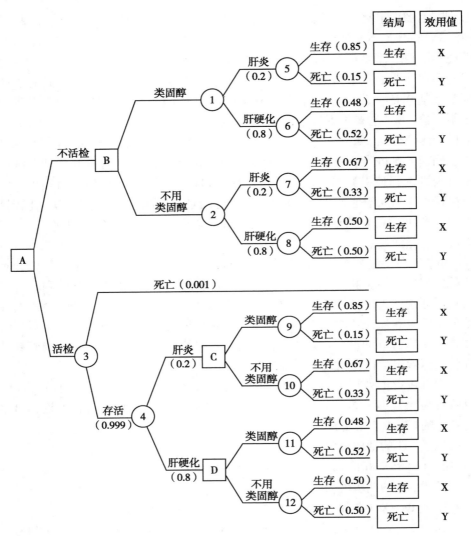

图5-7 肝活检决策树分析（3）

机遇点11的期望值为：0.48X+0.52Y

机遇点12的期望值为：0.50X+0.50Y

可以根据上述的原理得出，机遇点9的期望值高于机遇点10，机遇点12的期望值高于机遇点11。则机遇点4的期望值为：

0.2（0.85X+0.15Y）+0.8（0.50X+0.50Y）=0.57X+0.43Y

从而机遇点3的期望值为0.001Y+0.999（0.57X+0.43Y）

最终将决策点B的期望值与机遇点3的期望值相减：

0.554X+0.446Y−0.001Y−0.999（0.57X+0.43Y）

=0.015 43Y−0.015 43X=0.015 43（Y−X）

因为 X>Y，所以上述是负值，即应该选择期望值较大的机遇点 3，应该做活检。通过上述的分析可见，如果结局是两分类，只需要分清哪种是希望看到的结局，哪种是不希望看到的结局，使希望看到的结局概率最大化即可做出最佳决策。在实践中，往往对希望看到的结局赋值为 1 或 100，而不希望看到的结局赋值为 0，从而可以简化计算过程。如可以赋值病人满意为 1、病人不满意为 0；或经过预防，病人未发生压疮为 1，病人发生压疮为 0。

二、三种及以上结局的效用分析

在本章第一节介绍的是否做检查（案例 5-2）和糖尿病足（案例 5-3）中，决策者关心的结局数量都超过 2 个，案例 5-2 的结局有明确诊断、排除诊断、误诊或是漏诊，案例 5-3 的结局有死亡、痊愈、足部截肢和膝上截肢。通过分析可以很容易地获得每个案例中从最希望看到结局到最不希望看到结局的排序，如案例 5-2 中为：排除诊断、误诊、明确诊断、漏诊，案例 5-3 中为痊愈、足部截肢、膝上截肢、死亡。有读者可能会认为，如同两种结局的决策分析，对于超过两种的结局仅仅进行优先顺序的排列即可，而不需要具体的数值。这种想法可以在案例 5-3 中进行尝试，结果是否定的，对于三种及以上的结局，不仅需要排序，还需要当中结局在最好与最差结局间的大致位置。

如对案例 5-3 中的痊愈、足部截肢、膝上截肢、死亡分别命名为 A、B、C、D。分别赋值如下：A=1000、B=999、C=998、D=0 和 A=4、B=3、C=2、D=1，进行计算，见图 5-8：

机遇点 1 的期望值为：0.99B+0.01D

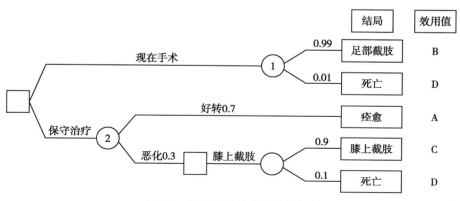

图 5-8　糖尿病足决策树分析（2）

机遇点 2 的期望值为：0.7A+0.3（0.9C+0.1D）=0.7A+0.27C+0.03D

将 A=1000、B=999、C=998、D=0 分别代入上式：

机遇点 1 的期望值为：0.99B+0.01D=989.01

机遇点 2 的期望值为：0.7A+0.27C+0.03D=969.46

此时应该选择期望值高的路径，即现在手术。

将 A=4、B=3、C=2、D=1 分别代入上式：

机遇点 1 的期望值为：0.99B+0.01D=2.98

机遇点 2 的期望值为：0.7A+0.27C+0.03D=3.37

此时应该选择期望值高的路径，即保守治疗。

上述案例说明，赋予结果的数值对决策的选择确实有影响，对于大于两个可能结果的决策分析，需要进行更细致的效用分析。下面将以案例 5-3 为例进行效用分析。

（一）直接刻度法

对优先选择排序的一种方法是：要求病人将四种结果分别定位于一个线性刻度表上，对于案例 5-3 中的四种结局痊愈、足部截肢、膝上截肢、死亡，刻度表中数值 1 表示痊愈，0 表示死亡。在充分向病人解释病情后，请病人将足部截肢和膝上截肢置于线性刻度 0～1 之间某位置上，上述的两个位置应显示这些状况离痊愈（1）和死亡（0）之间以及彼此之间的距离是多少。

其实这种看似简单的方法并不一定有效。因为有时病人并不一定能准确理解相应结局在线性刻度相应位置上的意义。如在案例 5-3 中，被问及的病人通常把足部截肢定在 0.9 附近，把膝上截肢定在 0.8 附近。这意味着，在使用直接刻度法时，多数人会把相对数值之间的差距定的相当大，面对整个刻度，人们会避免把中间刻度表的数值都定位于靠近某一端。而且这种刻度表方法的主要问题是：有关的数值无法解释，在比较多种决策时，使用基于这些数值的期望值的理由也不充分。

（二）标准博弈法

标准博弈法是个体通过将某种结局（健康状态）与死亡进行对比从而进行效用分析（赋值）。病人会被告知给出两种选择：一种选择是在病人剩余生命时间中的某种健康状态，另一种是两种可能结果（死亡或恢复正常的健康状态）的博弈。在博弈中发生结果的可能性一直在变化，直到病人对上述两种选择视为相同时为止。这种病人无法判断优先者的状态意味着他倾向于赋值。

在多于两个的结局中，首先要选择出最好的和最坏的结局，接着对每个结局 X，询问一个假设的问题，从中得出概率 p_X，这个概率使得结局 X 等价于具有 p_X 机会达到最好结果同时有 $1-p_X$ 机会达到最坏结果，把这个概率 p_X 称为结果 X 的收支平衡概率。然后把决策树中最右边结局用假设的无盈亏概率来替代。注意,最好和最坏结果的无盈亏概率必须分别是 1 和 0,在最好和最坏结果之间的博弈称为基本参照博弈。

下面将结合案例 5-3 中四个结局的效用分析进行阐述。

在医生与病人充分沟通后,病人已经知道所面临的不确定问题及所需做的决策,将会有下面的对话:

医生:前面我已经向你详细介绍了你目前的状况和我们可选的治疗方案,目前所关注的结局有痊愈、足部截肢、膝上截肢和死亡,我们需要对足部截肢和膝上截肢进行一定的分析,因而做出决策。你是否已经充分地理解,还有任何疑问吗?

病人:我已经充分的理解了,但我们如何对足部截肢和膝上截肢进行分析呢?

医生:我们将以一个你能理解的方式分析问题,首先我们对上述的四个结局进行一个排序,从最希望看到的结局到最不希望看到的结局依次为:痊愈、足部截肢、膝上截肢和死亡,因为足部截肢相对于膝上截肢的截肢范围较小,功能丧失的程度也小些,从而是我们更愿意看到的情况。这样的排序你同意吗?

病人:虽然看着截肢、死亡等字眼很不舒服,有些害怕,但我知道这些分析将最有利于我的治疗,我同意你对上述结果的排序。

医生:好的,你可以想象一下,你目前在一个岔路口,在你眼前有两条路可以选择,左边一条是马上进行足部截肢,而右边这条路需要你冒一定的风险,因为选择这条路的人必须进行一个冒险的博弈,即有一支 10 个枪膛的手枪,其中只有 1 个枪膛装有子弹,走此路的人要用这把枪打自己头部一次,这意味着你会有 10% 的机会死掉,同时你也有 90% 的机会活下来,并且不需要任何的截肢,保持双腿的完好。请认真考虑后告诉我,你是否愿意为了避免足部截肢导致的残疾而愿意冒 10% 立刻死亡的风险呢?

病人:其实这很好选择,足部截肢虽然会因为丧失部分的肢体和功能而令生活不便,但还没有糟糕到我冒 10% 死亡的风险。

医生:很好,你已经理解了我的意思。如果现在 1 万个枪膛中有 1 发子弹,也就是选择右边的路你有万分之一(0.01%)的死亡风险,你将会选择哪条路?

病人:万分之一的概率应该很小了,这时我愿意冒这个风险,而不去选择立即截肢。

医生:就是说你愿意冒万分之一死亡的风险,那么如果死亡风险是千分之一呢?

病人:也愿意冒险。

医生:那么百分之一呢?

病人：嗯，如果我有 99% 的机会活着并完好无缺，我想我也愿意冒这个风险。

医生：如果风险增加到 5% 呢？

病人：5% 我也愿意冒风险，但是 10% 风险太高了。

医生：好的，我明白了。对于你来说，左边的路立即足部截肢和右边的路有死亡的风险，当死亡风险在 5%～10% 中间的某一点时，你将很难做出决定，是这样吗？

病人：我想是的。如果死亡风险在 6% 左右时，我就会很难选择哪条路了。

医生：也就是说当死亡风险到 6% 时，你就很难选择哪一条路了？

病人：是这样的。

医生：那如果膝上截肢呢？因为膝上截肢比足部截肢会使你丧失更多的肢体与功能，所以你是否愿意冒更高的死亡风险呢？

病人：嗯，按道理是这样的。膝上截肢更痛苦，但是 10% 的死亡风险还是太大了，我想如果是 8% 的死亡风险，我将会很难做出决定。或者是 6%～10% 中的某个数，有时确定这个数值还是很难的。

医生：是的，有时讨论这些数值的确定是很难的，而且不一定有这个必要。我们目前可以这样理解，如果死亡风险是 6%，你将难以选择是否立即足部截肢？如果死亡风险是 6%～10%，或 8%，你将难以选择是否立即膝上截肢？

病人：是的。

从上述对话中，可以得出足部截肢、膝上截肢与死亡风险之间的博弈关系，即足部截肢相当于 6% 死亡风险，同时有 94% 痊愈可能；膝上截肢相当于 8% 死亡风险，同时有 92% 痊愈可能，见图5-9，图5-10。

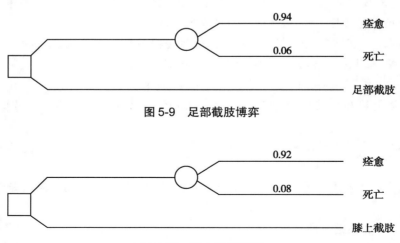

图 5-9　足部截肢博弈

图 5-10　膝上截肢博弈

如果将痊愈和死亡的效用值分别赋予 1 和 0，那么足部截肢的效用值相当于 0.94，而膝上截肢的效用值相当于 0.92。如此上述四个结局都已经赋予相应的效用值，可以进行返算了，见图 5-11。

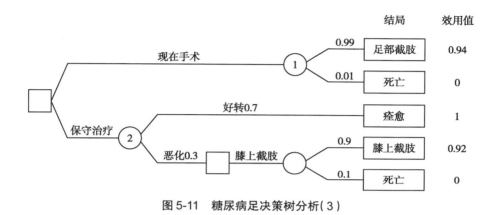

图 5-11　糖尿病足决策树分析（3）

机遇点 1 的期望值是：0.99×0.94+0.01×0=0.9306
机遇点 2 的期望值是：0.7+0.3（0.9×0.92+0.1×0）=0.9484
因此，根据上述与病人的讨论做出决策，应该选择期望值高的暂时保守治疗。

上述对话展示了一种将病人对案例 5-3 中四种结局相对喜好程度赋值量化的方法。假如决策问题中的最好和最坏结果已经确定，结果 X 被评价为相当于有 p 机会最好结果，同时有 $1-p$ 机会最坏结果的博弈，那么这个 p 就是结果 X 在一个 0~1 效用刻度上的效用。用基于最好和最坏结果的基本参照博弈得到的优先选择的过程通常称为效用评价，因为结果都是一组效用或用于计算平均结果和返算的数值刻度。

三、涉及效用的阈值分析

在案例 5-3 中的痊愈、足部截肢、膝下截肢和死亡这四个结局中，在效用评价（或赋予效用值）的过程中，很容易地将最希望看到的结局痊愈赋值为 1，最不希望看到的结局死亡赋值为 0，其实，在上述与病人的对话过程中，探讨足部截肢和膝上截肢其中一个的效用值较为简单，如上述对话，在讨论过足部截肢的效用（0.94）后病人可能会很难再得出膝上截肢的效用分析。但有时也不一定完全有必要讨论出每个结局的具体效用值，而仅仅需要一个范围即可，下面将继续用案例 5-3 来进行分析。在上述谈话中已经和病人讨论出足部截肢的效用值是 0.94，设膝上截肢为未知的 X，见图 5-12。

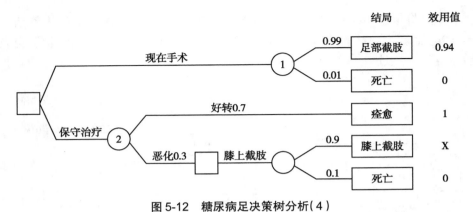

图 5-12　糖尿病足决策树分析（4）

机遇点 1 的期望值是：0.99×0.94+0.01×0=0.9306

机遇点 2 的期望值是：0.7+0.3（0.9X+0.1×0）=0.7+0.27X

将机遇点 1 的期望值与机遇点 2 的期望值相减：0.9306−0.7−0.27X=0.2306−0.27X

通过上式可以看出，如果 X 大于 0.854，上式为负值，也意味着机遇点 2 的期望值大于机遇点 1 的期望值，则选择保守治疗。如果 X 小于 0.854，上式为正值，意味着机遇点 1 的期望值大于机遇点 2 的期望值，选择现在手术。

通过上面的分析可以看出，膝上截肢的效用值在 0.854～0.940 之间时对整个决策是没有影响的，均为保守治疗，但如果小于 0.854，则会影响决策结果。

在对结局进行效用分析时不一定需要确切的数值，有时一个范围即可做出决策，范围的获得比具体数值要容易一些。

四、概率优势原则——可以避免效用判断的多结果问题

一项方案与另一项方案相比，当对于每一种可能结果而言，第一种方案得到该结果或任何更坏结果的概率都不比第二种高，同时对于至少一种结果而言，第一种方案得到该结果或任何更坏结果的概率都比第二种低，那么第一项方案就被认为相对于第二种方案具有概率优势。下面将通过案例进行阐述。

【案例5-5】

假设某病人患 A 疾病，病情较为严重，如不治疗将会有90% 可能进一步发展发生并发症，此类病人如果发生并发症则发生严重并发症的概率和一般并发症的概率相同。目前该病人可以选择手术治疗或给予相应的药物治疗，但手术治疗和药物治疗均有一定的死亡风险。类似病人手术死亡风险为 20%，药物治疗死亡风险为 2%。如果手术，病人发生并发症的概率将会降低到 70%，其中严

重并发症发生的概率为 30%，一般并发症发生的概率为 70%；如果使用药物治疗，病人发生并发症的概率为 75%，其中严重并发症的概率为 40%，一般并发症的发生概率为 60%。请构建决策树并协助病人做出关于治疗方案的决策分析。见图 5-13。

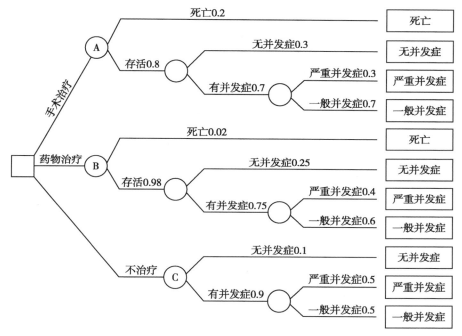

图 5-13 A 疾病治疗方案的决策分析

　　根据案例 5-5 可以构建上图的决策树，并将各概率添加到决策树中。按照常规决策分析的路径，需要对决策树中的四个结局：无并发症、一般并发症、严重并发症和死亡进行效用分析。通过返算，计算出机遇点 A、B、C 的期望值，再进行决策。但此案例中或许不用进行具体的效用分析就可以得出结论。需要计算每条路径的概率，然后进行比较，见表 5-1。

表 5-1 A 疾病治疗方案的概率分析

结果	手术	方案药物	不治疗
无并发症	0.8×0.3=0.24	0.98×0.25=0.245	0.1
一般并发症	0.8×0.7×0.7=0.392	0.98×0.75×0.6=0.441	0.9×0.5=0.45
严重并发症	0.8×0.7×0.3=0.168	0.98×0.75×0.4=0.294	0.9×0.5=0.45
死亡	0.2	0.02	0
总计	1.00	1.00	1.00

续表

结果	手术	方案药物	不治疗
严重并发症或死亡	0.368	0.314	0.45
一般并发症或严重并发症或死亡	0.76	0.745	0.9

从案例 5-5 及上表可以看出，不治疗则病人发生并发症的风险很高（90%），远远高于手术或药物治疗方案。下面就需要探讨选择手术还是药物治疗。

通过表格可以看出，药物治疗比手术治疗导致的死亡概率要小。下面要分析这两种治疗方案，哪一种会导致较小概率的严重并发症或更坏结局（死亡），表中数据显示，药物治疗致严重并发症或死亡的概率为 0.314，而手术治疗致严重并发症或死亡的发生概率为 0.368，高于药物治疗；进一步分析两种治疗方案的一般并发症或严重并发症或死亡的发生风险，手术和药物在这两方面的发生风险分别是 0.76 和 0.745。综上所述，如果从第一：死亡；第二：严重并发症或死亡；第三：一般并发症或严重并发症或死亡；上述三个层面分析，均为药物治疗优于手术治疗。所以在本案例中不管四个结局如何赋值，不会影响决策结果，均应选择药物治疗。这就是概率优势原则的具体体现。

（胡化刚）

爱上思考：

1. 透析病人的期望寿命　对一批开始肾透析的病人，每年的存活率如表 5-2 所示，这批病人在开始透析时的期望寿命是多少（假定每个病人活到年底才死亡）？

表 5-2　开始肾透析病人的生存概率

生存年限	生存概率	生存年限	生存概率	生存年限	生存概率
0	1.00	8	0.30	16	0.05
1	0.80	9	0.25	17	0.04
2	0.72	10	0.21	18	0.03
3	0.64	11	0.17	19	0.02
4	0.56	12	0.13	20	0.01
5	0.49	13	0.10	21	0.01
6	0.42	14	0.08	22	0.01
7	0.36	15	0.06	23	0.00

2. 效用值的阈值分析　　在本章案例 5-3 中，如果首先讨论出膝上截肢的效用值是 0.92，请对足部截肢进行阈值分析，即什么情况下选择保守治疗？

3. 举例说明任意案例分析中的三种结局的效用分析。

第六章 循证护理决策分析

学习目标
1. 识记循证决策分析的概念。
2. 识记循证决策分析的基本步骤。
3. 运用循证决策分析的方法解决临床实际护理问题。

第一节 概　　述

尽管临床决策在决定病人生命健康上十分关键,但是 20 世纪 80 年代临床决策在决策科学性上面临着很大的挑战,具体表现在做出某项手术决策时,更多的是基于主刀医生擅长开展该项手术,而不是基于实施该项手术比其他干预手段更有效或伤害更少;在采用某种药物进行治疗时,很可能是基于病人希望采用这种药物,而不是这种药物比其他药物更有效等。1972 年英国流行病学家 Cochrane 在《疗效与效益:医疗保健中的对照试验》中首次呼吁在临床实践中应根据随机对照试验的研究结果来指导决策,这引发了学界对临床决策的讨论以及对研究证据指导作用的关注,循证理论在临床决策领域应运而生。1996 年首任牛津大学循证医学中心主任 David Sackett 教授和牛津大学卫生科学研究院院长 Muirgray 爵士在 British Medical Journal 上将循证医学定义为:"循证医学是有意识地、明确地、审慎地利用现有最好的证据制定针对病人具体情况的个体化方案。实施循证医学意味着医护人员要参酌最好的研究证据、临床经验和病人的意见"。循证护理实践是在循证医学影响下产生的一种指导临床护理实践的观念和工作方法。

从某种意义上讲,临床决策是对某个医疗问题的备选方案进行排序的过程;而决策分析是一种系统的、审慎的以解决临床争议、做出最佳决策为目标的量化研究方法。循证决策是循证理论在临床决策领域的应用和推广。临床循证决策包括证据、病人对于某项医疗护理措施的意愿、对于医疗措施的认知以及决策者的经验和专业判断,其核心是对"证据"内涵的解读及应用,根据其对证据内涵的不同界定,可将"证据"的内涵概括为三类:①研究证据观:该观点强调实践者在临床决策中应基于最佳的科学研究证据,而不是个人偏好和不系统的经验。②研究证据与个体经验结合证据观:该观点认为在进行具体决策时,不仅需参考研究证据,还需发挥个体经验判断。因为研究证据通常是来源于特定的临床情境,并不具有普适性,因此需对证据进行评判性的选择和应用。③多重证据观:该观点认为在进行具体的循证决策时,应结合实践者的经验或判断、自身所处情境中的证据、对外部的最佳研究证据的系统评价以及利益关联人群的意愿等方面的因素进行综合考虑。

第二节　循证护理决策分析的步骤

循证护理决策分析主要包括以下六个步骤:

(一)提出一个聚焦的决策问题

决策问题的提出应基于一定的考察(如现况调查)和思考(应结合自身的临床经验和专业判断),而不是主观臆测。在提出某个决策问题之前,决策者需考虑下列问题:我或者我所在的团队①是否有能力解决这个问题?②是否具备执行备选方案的专业知识和技能?③假如对现状不做任何改变,有何后果?④解决该决策问题有何益处?这些益处的重要程度或影响(尤其是对病人临床结局的影响)如何?

(二)基于决策问题构建决策树

在明确决策问题后,需罗列目前国内外解决该问题的备选方案及其获益或风险,以构建决策树,来帮助病人进行临床决策。在此过程中,最重要的是获取关于某个特定临床问题所有的解决方案,以及各方案的获益和风险,这个过程也是寻找决策"证据"的过程。该过程可通过系统检索国内外指南网站、循证数据库等方法进行,如英国国家医疗服务体系(national health service,NHS)的临床知识摘要(clinical knowledge summaries,CKS)等网站均对相关临床问题的备选干预方案进行了阐述,为循证决策分析提供必要的证据资源。

在构建决策树时,需将所有备选方案(分支)的交汇点用方框连接,各个备选方案对应的不确定结局(分支)的交汇点用空心圆连接。在构建决策树时应尽可能地将病人选择某个备选方案可能面临的重要结局罗列进来,但同时要做到简单易懂。整个决策树的核心要素包括:备选方案及其风险和获益。

(三)评估不同临床结局发生的概率,并将其添加到决策树中

在进行决策分析时,应重点考虑选择某个方案后重要临床结局(包括严重不良事件)的发生概率。由于临床决策通常与某项治疗、护理干预措施相关,相关概率的估算最好源于方法学质量高的研究结果。其中可靠性较高的证据来源

是随机对照试验（RCT）或者多项高质量 RCT 的 meta 分析结果。

1．从研究证据中获得概率　在循证决策分析过程中，需系统检索、评鉴围绕特定决策方案某个临床结局的相关文献，并根据检索到的研究类型选择对应的方法学质量评价标准对其进行严格的方法学质量评鉴。如果发现一项研究的方法学质量优于另一项研究，则选择方法学质量高的那项研究进行概率的提取。如果检索到多项相关研究，则需在剔除方法学质量差的研究后，选择剩余研究的均值进行概率的估算。

对于结局指标为分类性变量的研究比较容易提取概率，或者列表某项结局人数的研究，也比较容易计算其概率。但对于结局指标为连续性变量的研究，结果中只有某项干预措施的总体效果（overall effect），却没有经历该效果的具体人数，这种情况下可借助决策模型中的平均效应值（mean effect sizes）进行估算。通过标准差单位中的效应值可以估算某项干预措施成功或失败的人数。

2．基于专家经验估算概率　在临床实际工作中，并非每种干预措施所有临床结局的发生概率都会有对应的科研证据，尽管如此，临床决策依然要进行。此时最常用的解决方法就是请临床该专科领域的专家基于丰富的临床工作经验对可能的结局进行发生概率的估算，由此法获得的概率又被称为主观性概率（或个人概率，或判断性概率），可通过与已知的频率性事件的类比来估算其可信度。值得注意的是，主观性概率存在一定的偏倚风险，较难获得共识。因此，确保基于专家临床经验判断估算的不确定范围能反映某临床事件发生的不确定性显得尤为重要。在实际操作中，可以通过使用估算的不确定范围、或基于该范围创造针对某特定临床情境对特定事件的"可信区间"的方法来反映该临床事件的不确定性。

在获得不同临床结局的发生概率后，需将这些数值加入决策树对应的临床结局位置，形成决策树对应的概率树，以帮助进一步地决策分析。

（四）评估病人的意愿（用效应值表示），并将其添加到决策树中

循证决策者所面临的最关键挑战是如何将病人对于不同决策方案的意愿纳入到决策过程中。在进行决策分析时，需采用测量工具对病人进行测评以明确其对决策备选方案的意愿（用效应值表示）。效应值（utility）是指用数值或其他量化指标测量个体或群体对某个决策所对应的不同结局（或后果）的价值判断。鉴于多数临床决策的最终目的是改善病人的健康状态，因此效应值测量所设定的条目往往是围绕病人对于达到某个既定的健康状态的意愿展开。病人的意愿测评可基于个体水平（用于个体医疗决策）和群体水平（用于社会决策）。

1．效应值的测评工具

（1）等级尺度法（rating scale）：该标尺的一端表示最好的或最希望达到的健康状况（完全健康），另一端表示最差的或最不希望达到的健康状况。标尺的中

间部分代表其余设定的健康状态,每个健康状态在标尺上的位置由病人标出。该测量方法最大的优点是简便,对健康状态效应值一目了然。

(2)标准博弈法(standard gamble,SG):是通过比较病人对某种健康状态与死亡之间的意愿来进行的。在使用该方法测定效应值时,病人往往会面临两种选择之间的博弈:①采用新的干预措施面临两种可能的临床结局:恢复正常的健康状态(概率为p)或立即死亡(概率为$1-p$);②不采用新的干预措施维持现状。在博弈过程中,调查者一直改变概率p,直至病人认为上述两种选择没有区别(即没有明显偏好),此时新的干预措施能达到某种健康状态的概率即为病人对该健康状态的效应值。例如:一名目前处于健康状态的病人(但存在罹患某种疾病的风险),现有某种新的治疗方法可以预防该种疾病的发生,但该疗法也可能引起病人立即死亡,当该疗法能避免90%该种疾病的发生同时有10%的可能性立即死亡时,病人认为选择新疗法和维持现状对自己没有区别,那该病人对该疗法估算的效应值为0.9。标准博弈法从理论上来说是最能够测量病人对某种健康状态效应值的测量方法,但是该方法在实际操作中需要病人具有一定的理解能力,尤其是将"立即死亡"作为一种结局,可能会影响病人选择风险的态度,多数病人的选择会变得保守。

(3)时间权衡法(time trade-off,TTO):该方法的基本假设是:在有两种方案可供选择的前提下,病人为了改善自身的健康状态,愿意牺牲一定的生命年限。病人面临两种选择:①在某种健康状态下生存时间为t_1,随后死亡;②完全健康状态下的生存时间为t_2,随后死亡。不断改变t_2值,直至病人选择两种方案的意愿相同,t_2/t_1值即为该种健康状态的效用值。时间权衡法是针对健康领域测量效用值的方法,具有一定的特异性,且相对于标准博弈法更易于病人理解;但是时间权衡法更多涉及的是效用期望的不确定性,与标准博弈法相比,并不是在理论上测量病人偏好最好的方法,且时间权衡法是根据病人的时间偏好来计算效应值的,若病人对自己的时间概念把握不准确时,存在一定的局限性。

在临床实践过程中,当无法测评病人对某种健康状况效应值的时候,可以参考新英格兰医学中心(New England Medical Center)的成本效益分析网站(the cost effectiveness analysis registry,CEAR)提供的基于某特定疾病所给出的健康状态的效应值。

2.效应值的测评方式

(1)利用上述测评工具直接测量效用值。

(2)基于自身判断主观赋值:是目前医疗卫生领域测评效用值最常见的方法。如"和病人讨论采用按压疗法治疗他的腿部溃疡毫无意义,因为我认为他无法忍受此方法",这样的描述意味着对某种疗法效用值的主观赋值。

(3)专家共识:咨询多位专家,获得专家公认的效应值。

（4）参考源于公开发表文献的效应值。

在确定每个临床结局的效应值后，将其添加到决策树的相应位置，以便于进一步地计算分析。

（五）计算决策树的"期望值"，选择最佳方案

当决策树上各选项的概率值和效应值确定后，即可计算期望值（各备选方案的期望值）。期望值意味着某种临床结局发生的可能性，也决定了决策者选择某种临床结局的意愿大小。作为一个具有一定逻辑思维能力、理性的决策者，都会选择最高期望值所对应的选项。

期望值的计算也称为决策树的"返算"。该计算起始于决策树的右侧，首先各结局点的概率与效用值相乘，再将某个方案点对应的各结局点的期望值相加，得到该方案点的期望值，以此类推，直到决策点分支；并将各点计算的期望值在决策树中标出，以利于直观地呈现结果，选择最优的干预方案。

（六）评估决策模型的灵敏度

决策模型的灵敏度分析是通过改变参数大小、甚至是决策树的结构（即排除一些因素）来观察最佳方案的选项是否发生改变；旨在评价决策模型的稳定性和适用范围，为最终决策分析的可靠性提供依据，是弥补参数估算时证据不可靠的重要手段。

灵敏度分析的方法主要包括：

1. 单因素灵敏度分析（one-way sensitivity analysis） 即一次只让一个参数在预先设定的、合理的范围内变动，评价其对结果的影响。

2. 两因素灵敏度分析（two-way sensitivity analysis） 将各参数两两组合在预先设定的范围内变动，评价其对结果的影响。

3. 阈值分析（threshold analysis） 当概率值和（或）效用值在取某一数值时，两备选方案的期望值相同，则该数值即为该参数的阈值。若该参数的预先设定的变动范围包括该数值点，那在该数值点前后两备选方案的优劣将发生交替。阈值是评价最优方案选项的稳定性和适用范围的重要依据。

由此可见，通过灵敏度分析，若各参数在较大范围内变动而最优方案选项保持不变，那很容易做出最终决策；若参数稍有变动，最佳方案选项即发生改变，那在进行决策时需谨慎；此时应尽可能地重新获取更为可靠的、更高质量的证据以获得更为准确的参数值，确保决策的准确性，并在临床实践中予以重视，加强观察，减少决策失误。

第三节　循证护理决策分析的影响因素

循证护理决策分析是一种科学的、系统的旨在帮助临床护士和病人做出最

佳决策的方法,但目前临床并未被广泛应用,究其原因主要包括以下几个方面。

一、护士本身的因素

临床护士在开展循证护理决策分析之前,应至少具备循证护理实践和临床决策分析两方面的知识和技能。循证护理实践要求护士能掌握系统检索、筛选、评价以及应用相关证据的能力,并具备应用相关证据的理论知识和临床技能;临床决策分析,要求护士首先能提出一个聚焦的临床决策问题,能掌握临床决策的基本过程,在此基础上能构建决策树,运用证据中的概率和效用值正确计算各干预方案的期望值,并理解其意义,做出最终决策。由此可见,护士要接受全面、系统的关于上述两方面知识的培训方能具备开展循证护理决策分析的能力,而目前学历教育中多数学生未能接受相关知识、技能的教育,工作后的继续教育中也较少涉及,成为该项工作顺利开展的最大障碍因素。此外,如果临床护士墨守成规、不愿改变现有的护理行为习惯,对于证据或研究结果缺乏信任,对证据认识不清晰,感觉自己的临床经验被忽视,害怕在临床实践中失去独立性等均会阻碍循证护理决策工作的开展。

二、医疗卫生保健机构的因素

循证护理决策开展的首要前提是临床护士有"循证"的意识,有发现、接纳新证据的意识,研究显示不同的组织结构、领导风格和组织文化都会影响护士的"循证"意识和行为。对于崇尚变革、倡导创新、积极为自己的员工提供各种学习机会的组织,其成员更易于接受新鲜事物、接受新的工作模式。

三、研究证据方面的因素

作为循证决策的核心要素——研究证据,其特性也会影响循证决策能否顺利进行。若研究证据比较容易获得、简单易懂、研究结论具有很好的推广性、证据的方法学质量较高等,均会使得循证决策过程变得顺畅;反之,则会阻碍循证决策的过程。此外,若证据的结论与临床现有的观点产生明显冲突,也会在一定程度上阻碍循证决策的顺利开展。

第四节 循证护理决策分析的益处和局限性

循证护理决策分析为护理决策者提供了一个明确、系统的方法,采用决策分析方法构建的决策模型是基于相关研究结果的,依据决策模型所作出的决策是有循证依据的决策,是护理决策者处理分析复杂、不确定临床护理问题的有效手段之一。此外,决策模型中包含了病人对于某临床结局的效用值,将病人的意愿有效地融入到临床护理决策中,并对最终的决策产生影响。

但是,临床护理决策分析存在一定的局限性。如决策模型中的参数值估算,当概率值无法从高质量的研究证据中获得,可能从低质量的研究或专家意见中获得,使得该参数值存在一定的偏倚。效应值的测量方面,受试者对测评工具的理解力、测评方式等因素均会影响效用值的可靠性。由于参数值估算值的问题,导致最终获得的决策模型的稳定性和适用范围均会发生改变,甚至会影响最终决策的准确性。此外,决策模型的构建过程较为复杂、费时、费力,或者因人为地简化复杂的决策问题,而受到学界的批判,在一定程度上影响了循证决策分析的开展。

综上所述,当面临情境复杂、不确定因素多、缺乏最优方案而需要抉择时,可以采用循证决策分析的方法。因为在此过程中循证决策分析有效地将科学研究的结果(概率)和病人的意愿(效用值)结合起来,指导最终的临床决策,当然在此过程中,临床护理决策者的专业判断也起到重要的作用。

(田 利)

爱上思考:

1. 结合你所处的临床环境,你觉得哪些问题需要进行知证决策(evidence-informed decision-making)?

2. 结合所学内容,你觉得该如何开展知证决策这项工作?

3. 你认为影响该项知证决策工作顺利开展的关键因素有哪些?

第七章

系统评价和 meta 分析

1. 识记系统评价和 meta 分析的概念。
2. 识记系统评价的步骤和方法。
3. 理解 meta 分析与系统评价两者的区别和联系。
4. 理解 meta 分析的统计分析过程。
5. 运用 RevMan 软件对数据进行汇总分析,对结果进行解释。

第一节 概　　述

一、系统评价的概念

系统评价(systematic review,SR)也叫系统综述,是一种文献综合方法,指针对某一具体的临床问题(如病因、诊断、治疗、预后、护理等),系统、全面地收集所有已发表或未发表的临床研究,采用临床流行病学严格评价文献的原则和方法,筛选出符合质量标准的文献,进行定性或定量合成,得出综合可靠的结论。同时,随着新的临床研究结果的出现,系统评价还需及时更新,随时提供更新的知识和信息作为临床实践和研究的决策依据。

二、meta 分析的概念

meta 分析(meta-analysis)的定义有很多不同的版本。国内王家良教授主编的《循证医学》教材中将其定义为:对多个目的相同、性质相近的医学研究所进行的一种定量综合分析方法。

三、meta 分析与系统评价的关系

系统评价是将多个临床研究按照规定的方法和标准进行合成,包括系统、全面地收集、选择、评价和合成相关的文献资料,得出综合可靠的结论并定期更

新。如果系统评价中纳入的原始研究缺乏有效数据或者研究之间的异质性过大，则无法进行定量综合，只能得到定性描述的结果，这种系统评价为质性系统评价（qualitative systematic review）；如果符合定量分析的条件，此时可考虑进行定量综合，即 meta 分析，这种系统评价为定量系统评价（quantitative systematic review）。

第二节　系统评价的步骤和方法

一、提出要评价的问题

系统评价的问题主要来源于临床实践，为医疗和护理决策提供依据，特别适用于评价难以靠单个临床研究结果确定某些干预措施的利弊，或在临床应用过程中存在较大争议等问题的探讨。系统评价应围绕研究问题明确 4 个要素：研究对象、干预类型或暴露类型、评价的结局和研究的设计类型。目前国际通用的模式为 PICO 格式。P 为特定的人群（population），如所患疾病的类型及诊断标准、研究人群的特征和场所等；I 为干预或暴露（intervention/exposure），主要描述哪些是需要考虑的干预措施或暴露因素，也可能是预后的因素或诊断试验；C 为对照组或另一种可用于比较的干预措施（control/comparator），主要描述要考虑什么样的比较或对照；O 为结局指标（outcome），包括所有重要的结局（主要结局和次要结局）及严重的不良反应等。在某些情况下，除了 PICO 4 个要素外，系统评价的问题还可以包含研究设计 D（design）。

二、确定纳入和排除标准

根据系统评价问题的各要素确定纳入和排除标准，即对受试者、干预措施、对照措施、结局指标、研究设计和纳入研究的方法学质量进行明确规定。

三、检索文献

系统评价与传统文献综述的关键区别在于是否制定检索策略，进行系统、全面地检索。检索策略是指在分析检索信息需求的基础上，选择适当的数据库并确定检索途径和检索词，确定各词之间的逻辑关系与检索步骤，以制定出检索表达式并在检索过程中修改和完善。

选择数据库时，根据所提系统评价问题的类型和现有条件，先检索主要证据资源，再检索其他证据资源。主要证据资源包括 Medline/Pubmed、EMbase、Cochrane 临床对照试验中心注册库（cochrane central register of controlled trials，CENTRAL）、Science Citation Index、Current Controlled Trials、WHO 国际临床试

验注册平台和中国生物医学文献数据库（CBM）。Cochrane 临床对照试验中心注册库是由 Cochrane 协作网的工作人员采用计算机检索和手工检索联合的方法查询所有已发表的随机对照试验建立的，既可弥补数据库如 Medline 等标识 RCT 不完全的问题，也有助于系统评价者快速、全面获得相关的原始文献资料。扩展检索是在检索主要信息资源的基础上，检索其他相关专业和类型的数据库及信息资源，如 SUMsearch/TRIPdatabase、卫生技术评估数据库、国际相关一级研究会和学会、相关政府／部门网站以及灰色文献数据库（如会议论文集、学位论文、科技报告、内部报告和内部刊物）等。同时，系统评价还强调手工检索相关信息（文章所附参考文献和会议论文集常是手工检索的对象）或联系同事、专家和药厂以获得未发表的文献资料。以上所列并不是固定不变的，系统评价者应根据临床问题的类型、自身条件等确定要检索的数据库，如诊断性试验系统评价还应检索 Medion、IFCC、BIOSIS Previews 和 SciFinder Scholar 等数据库。

Cochrane 协作网对主要数据库如 Pubmed、EMbase 中随机对照试验和诊断性试验的检索均提供相应的检索策略供检索者参考。

四、选择文献

选择文献是根据确定的纳入和排除标准从收集到的文献中选择能够回答研究问题的文献资料。文献的选择和纳入应分三步进行：①初筛：通过阅读检出文献的引文信息如题目、摘要以剔除明显不合格的文献，对可能合格的文献进一步进行全文筛选；②全文筛选：对初筛出可能合格的文献仔细阅读和评估全文的方法学部分，提取文献中的相关信息，以确定文献是否符合纳入标准，并决定该文献是否纳入；③获取更多信息：有时，即使获得了文献的全文，仍有可能因提供的信息不全面而无法确定是否纳入。对有疑问或分歧的文献应先纳入，通过与作者联系等途径获取更多信息后再决定取舍或在以后的选择过程中进一步评价。

五、评价文献质量

系统评价是对原始研究的二次综合分析和评价，如果纳入的原始研究质量低下，而系统评价未对原始研究方法学质量进行正确的评价，则系统评价的结果和结论有可能是错误的。因此，在制作系统评价时应首先评价纳入文献的质量。

文献质量评价目前尚无金标准方法。现已发表的随机对照试验的质量评价工具有很多种，包括质量评分、质量评价清单，如 Jadad 计分法。目前，Cochrane 手册 5.1.0 中并未推荐使用任何一种清单或量表，仅要求采用由 Cochrane 协作网的方法学专家、编辑和系统评价员共同制定的"偏倚风险评估"工具。该工具包括 7 个方面：①随机顺序的产生；②对随机方案的分配隐藏；③对研究对象及干预实施者采取盲法；④对结果测评者采取盲法；⑤结局指标数据的完整性；⑥选择性报告研究结果的可能性；⑦其他方面偏倚的来源。评价者对每个项目做出偏倚风险低、偏倚风险高、不清楚的判断。如果一项研究完全满足这些标准，则发生各种偏倚的可能性小，质量等级为 A；如果部分满足这些标准，发生偏倚的可能性为中度，质量等级为 B；如果完全不满足这些标准，发生偏倚的可能性高，质量等级为 C。

类实验性研究论文的质量评价方法包括澳大利亚 JBI 循证卫生保健中心对类实验性研究的评价原则和 TREND 声明对类实验性研究的报告要求。队列研究、病例对照研究论文的质量评价方法有澳大利亚 JBI 循证卫生保健中心的评价标准和英国牛津大学循证医学中心的评价标准。

为避免选择文献和评价文献质量人员的偏倚，对文献的选择和质量评价通常至少由 2 名人员独立、盲法进行，也可采用专业与非专业人员相结合的共同选择和评价方法，出现不一致的情况时由第三者或双方协商解决。

六、资料提取

设计数据提取表提取数据，通常包括以下信息：①纳入研究的基本信息：如纳入研究的编号、发表年份、引用题录、通讯作者和联系方式等；②研究方法和可能存在的偏倚：即文献质量评价的相关信息；③研究对象的特征：如年龄、性别等人口学特征及诊断标准、疾病严重程度等可导致临床异质性的因素；④干预措施的特征；⑤结局指标；⑥研究结果：样本量、分组情况、治疗时间、测量尺度、数据类型、统计学数据（分类资料应收集每组总人数及事件发生率、连续资料应收集每组研究人数、均数和标准差或标准误等）；⑦其他信息：如重要的引文、资助机构、潜在的利益冲突等。

提取的数据资料均需输入系统评价管理软件以进行文献结果的分析和报告。

七、数据分析和结果描述

（一）数据的分析
包括定性分析和定量分析两个方面。

1. 定性分析　采用描述性分析的方法，将纳入的每个研究的特征按研究对象、干预措施、研究结果、研究质量和设计方法等进行总结并列成表格，以便浏览纳入研究的情况、研究方法的严格性和不同研究间的差异，计划定量合成和结果解释。定性分析是定量分析前必不可少的步骤。

2. 定量分析　使用 review manager（RevMan）、Stata 或 R 软件等系统评价

管理软件,采用相应统计学方法将纳入单项研究的资料根据其权重进行定量合并。如纳入的研究无法进行定量合并,则仅进行定性描述。

（二）结果的描述

对纳入研究及其基本特征、质量评价、各原始研究的结果、系统评价和meta分析的结果及其他方面（如亚组分析、发表偏倚和敏感性分析结果）等进行描述。

八、解释系统评价的结果

从以下5个部分进行:

1. 主要研究结果的总结　归纳总结所有重要结局指标的结果,包括有利和不利结果,并讨论重要结局指标的证据质量。

2. 证据的可应用性　即确定系统评价结果的应用价值,首先应考虑干预措施对病人的利弊关系,其次应考虑纳入系统评价的研究,其研究对象是否与病人情况相似,是否存在生物学、社会文化背景、依从性、基础危险度、病情等方面的差异。

3. 证据的质量　从纳入研究的设计方案和每个研究的质量、是否存在重要方法学缺陷、合成结果的效应值大小和方向、是否存在剂量-效应关系等方面进行分析。

4. 可能存在的偏倚或局限性　从检索策略是否全面、是否进行质量评价、研究的选择和纳入的可重复性、分析方法是否恰当、是否存在发表偏倚等方面进行分析。

5. 与其他研究或系统评价的异同点　将本次系统评价的结果与他人的相关原始研究或系统评价相比较,从中找出相同点支持自己的结果,并解释产生此结果的可能机制;如发现不同点,应分析导致不同结果的原因。

通过上述分析,评价者应对系统评价的发现对临床实践的意义进行总结。

九、系统评价的改进与更新

系统评价的更新是指在系统评价完成后,定期收集新的原始研究,按前述步骤重新进行分析、评价,以及时更新和补充新的信息,使系统评价更完善。

第三节　meta分析的统计分析过程

根据所提系统评价问题的不同,系统评价有许多不同的类型,包括干预性试验的系统评价、诊断性试验的系统评价、病因研究的系统评价、预后研究的系统评价、观察性试验的系统评价、质性研究的系统评价等。不同类型的系统评价其 meta 分析的统计分析过程亦不同。此处仅介绍干预性或观察性研究的 meta 分析过程。

一、效应量的表达

效应量（effect size，ES）是指临床上有意义或实际价值的数值或观察指标改变量，是单个研究结果的综合指标。各研究的效应量是 meta 分析的基本数据，数据类型不同其效应量表达方式亦不同。

（一）二分类变量资料

可采用的效应量有相对危险度（relative risk，RR）、比值比（odds ratio，OR）、绝对危险降低率（absolute risk reduction，ARR）或 NNT（number needed to treat）等。

（二）数值变量资料 / 连续性变量资料

效应量为加权均数差（weighted mean difference，WMD）或标准化均数差（standardized mean difference，SMD）等。SMD 适用于单位不同或均数相差较大的资料汇总分析，但 SMD 是一个没有单位的值，在解释结果时需慎重。

（三）等级资料或多分类计数数据

可根据需要转化为二分类变量资料或当作连续性变量资料处理，选择相应的效应量。

（四）生存资料

效应量可用风险比（hazard ratio，HR）。

二、数据的汇总

为进一步统计分析方便，可将从纳入研究中提取出的样本量、主要结果变量整理成如下表格形式：

（一）二分类变量的数据汇总格式

若以 k 代表纳入研究的个数，a、b、c、d 分别表示试验组和对照组发生和未发生结局事件的例数，则二分类变量的数据格式见表 7-1。

表 7-1　k 个二分类变量的数据格式

纳入的研究（k）	试验组			对照组			N_i
	发生	未发生	n_{1i}	发生	未发生	n_{2i}	
$i=1$	a_1	b_1	n_{11}	c_1	d_1	n_{21}	N_1
$i=2$	a_2	b_2	n_{12}	c_2	d_2	n_{22}	N_2
$i=3$	a_3	b_3	n_{13}	c_3	d_3	n_{23}	N_3
…	…	…	…	…	…	…	…

（二）数值变量 / 连续性变量的数据汇总格式

以 k 代表纳入研究的个数，$\overline{X}$ 表示样本均数，S 表示样本标准差，则数值变量 / 连续性变量的数据格式见表 7-2。

表 7-2　k 个两均数比较的数据格式

纳入的研究（k）	试验组			对照组			N_I
	均数 $\overline{X}_{1I}$	标准差 S_{1I}	n_{1i}	均数 $\overline{X}_{2I}$	标准差 S_{2I}	n_{2i}	
$i=1$	$\overline{X}_{11}$	S_{11}	n_{11}	$\overline{X}_{21}$	S_{21}	n_{21}	N_1
$i=2$	$\overline{X}_{12}$	S_{12}	n_{12}	$\overline{X}_{22}$	S_{22}	n_{22}	N_2
$i=3$	$\overline{X}_{13}$	S_{13}	n_{13}	$\overline{X}_{23}$	S_{23}	n_{23}	N_3
…	…	…	…	…	…	…	…

整理好的数据录入 meta 分析相关软件，准备下一步的统计分析。

（三）连续性变量数据的转化

连续性变量（包括等级变量）在进行 meta 分析时往往以干预后的效应参数与基线参数值作为主要的效应量。但有些研究的结果只报道了干预前和干预后的均数和标准差，未报道差值的均数和标准差；另外有些研究未报道标准差，只报道了 95% 可信区间、t 值、p 值等，这时需按照 Cochrane 系统评价员手册的要求对结果进行转化。

三、异质性检验

异质性检验（heterogeneity test）是 meta 分析前的必要工作，直接关系到分析模型的选择以及是否可进行 meta 整合。

（一）检验原理

该检验的基本思想是假设纳入研究间的真实效应量一致，所有研究都来源于同一个总体（H_0），或各个样本来自不同总体，存在异质性（备择假设 H_1）。如果检验结果 $p>0.10$，拒绝 H_1，接受 H_0，可认为多个同类研究具有同质性；当异质性检验结果 $p \leqslant 0.10$，可认为多个研究结果有异质性。

（二）异质性的分类

Cochrane 系统评价员手册将 meta 分析的异质性分为临床异质性、方法学异质性和统计学异质性。

1. 临床异质性　指参与者不同、干预措施的差异及研究的终点指标不同所导致的变异。判断纳入的研究之间是否存在临床异质性，是开展 meta 分析前需重点考虑的问题。

2. 方法学异质性　指由于实验设计和质量方法的差异引起的，如盲法的应用和分配隐藏的不同，或者由于试验过程中对结局的定义和测量方法的不一致而出现的变异。

3．统计学异质性　理论上，由于抽样误差和各种偏倚的存在，任何一个研究的结局只是对真实效应的近似反映，各研究结局与真实效应间的差值称为该研究的变异，这种变异性如果超出了随机误差，将导致 meta 分析中各研究间统计学的异质性。

进行 meta 分析时应首先保证临床和方法学的同质性，如制定严格、统一的纳入和排除标准，包括研究目的、研究的设计类型、研究对象、干预措施等相同，否则就要进入亚组分析，或者只定性描述不进行定量合并。只有在临床和方法学同质的基础上，方可进入研究间的统计学异质性的检验和下一步的合并。

（三）统计学异质性的检验方法

1．Q 检验法　Q 检验的无效假设为纳入各研究的效应量均相同（即 $t_1 = t_2 = \cdots = t_k$）。则 Q 统计量可定义为：

$$Q = \sum W_i (T_i - \bar{t})^2，其中，\bar{t} = \frac{\sum w_i T_i}{\sum w_i}，则 Q = \sum_{i=1}^{k} w_i T_i^2 - \frac{(\sum w_i T_i)^2}{\sum w_i}$$

式中 w_i 为第 i 个研究的权重值，为其合并方差的倒数（$1/s_i^2$），t_i 为第 i 个研究的效应量，$\bar{T}$ 为所有纳入研究的平均效应量。Q 服从于自由度为 $k-1$ 的 χ^2 分布，Q 值越大，其对应的 p 值越小。若 $q > \chi^2_{(1-\alpha)}$，则 $p < \alpha$，表明纳入的研究间存在异质性。反之亦然。

2．I^2 统计量　在 RevMan 4.2 及以后版本的软件中，出现了一个异质性指标 I^2。I^2 反映了异质性部分的效应量在效应量总的变异中所占的比重。其计算公式如下：

$$I^2 = \frac{Q - (k-1)}{Q} \times 100\%$$

式中 Q 为 Q 统计量，k 为纳入的研究个数。在 RevMan 软件中，I^2 统计量越大，则异质性越大，I^2 在 0～40% 之间表示异质性可能不重要，30%～60% 表示有中度异质性，50%～90% 表示有显著异质性，75%～100% 表示有很大异质性。只要 I^2 不超过 50%，说明异质性可以接受。

3．其他检验方法　除上述两种方法外，异质性检验还可用 H 统计量、Galbraith 图法和 L'Abbe 图等方法。

（四）异质性的来源及处理

当异质性检验出现 $p \leq 0.10$ 时，首先应分析导致异质性的原因，可采取以下几种处理方法：

1．若能得到每个研究的个体病例数据（individual patient data，IPD），可以探讨异质性的来源，并可对每个研究采用统一的多重回归模型进行分析，从而避免由于模型不一致(不同的变量选择和定义,混杂因素的调整等)导致的异质性。

2．亚组分析　如能从临床异质性和方法学异质性的角度探讨异质性的来源,可按不同设计方案、研究质量、参加人群特征、干预时间的长短等分成亚组,进行亚组分析。

3．随机效应模型　如果异质性的来源不能用临床异质性和方法学异质性来解释时,可用随机效应模型合并效应量。

4．meta 回归分析　当导致异质性的因素如剂量、研究对象年龄、病情轻重、测量时间、随访时间等能够准确测量并能全部解释变异时,可以选用 meta 回归分析,通过建立回归方程,筛选出导致异质性的重要影响因素。在控制这些变异因素的影响后,估计单纯的合并效应量。

5．放弃 meta 分析　当异质性过于明显,特别是具有明显的临床异质性、方法学异质性而无法通过上述几种方法解决时,可考虑放弃做 meta 分析,仅对结果进行一般的定性描述。

四、合并效应量

在异质性检验的基础上,选择适当的方法合并效应量,以期反映多个同类研究的综合效应。一般可分两步进行,首先逐一计算每个研究的效应量及其95% 可信区间;然后根据资料类型与异质性检验的结果,选择合适的统计分析模型,估计合并效应量。

当异质性不明显时,可采用固定效应模型(fixed effect model)估计合并效应量;如果存在异质性,且假定理论效应量不固定,服从某种分布,如正态分布时,可选用随机效应模型(random effect model);如果异质性过于明显,则应考虑亚组分析、meta 回归甚至放弃合并。

五、合并效应量的检验

meta 分析合并的效应量需经过假设检验的方法以检验多个同类研究合并的效应量是否具有统计学意义。合并效应量的检验有两种方法:

(一) $z(u)$检验

根据 $z(u)$ 值推断该效应量的概率(p)值,如果 $p \leq 0.05$,则合并的效应量有统计学意义;如果 $p > 0.5$,则合并的效应量无统计学意义。

(二)可信区间法

当效应量指标为 OR 或 RR 时,当其95%可信区间包含1时,合并的效应量无统计学意义;如果其上下限均不包含1(均大于1或均小于1),合并的效应量有统计学意义。

六、meta 分析中的发表性偏倚

meta 的各个步骤均有可能产生偏倚,其中最常见的是发表性偏倚。发表性偏倚指"统计学上有意义"的阳性结果较"统计学上无意义"的阴性结果更易被发表,由此产生的偏倚。发表性偏倚对 meta 分析结果的真实性有很大的影响,尤其是当入选的研究以小样本研究为主时,发表性偏倚可能使 meta 分析的合并效应量被高估,甚至使结论逆转,产生误导,即本来没有统计学意义的结果变为有统计学意义的结果。

识别与处理发表性偏倚的方法有漏斗图法、剪补法及公式法,其中最常用的是漏斗图法(funnel plots)。漏斗图是用每个研究的效应量估计值为 x 轴,样本量为 y 轴绘制的散点图。其前提假设是效应量估计值的精确度随样本量的增加而增加,小样本研究的效应量估计值分布于图的底部,范围较宽;大样本研究的效应量估计值分布在图的顶部,范围较窄。当偏倚影响较小时,其形状类似一个倒置的漏斗,故称漏斗图。如果资料存在发表偏倚,会出现不对称的漏斗图,不对称越明显,发表偏倚越大。在 RevMan 软件中,漏斗图采用 OR 或 RR 的对数值(lnOR 或 lnRR)作横坐标,OR 或 RR 对数值标准误的倒数 $1/SE(\ln RR)$ 为纵坐标绘制,再以真实值标明横坐标的标尺,以 $SE(\ln RR)$ 标明纵坐标的标尺(图 7-1)。绘制漏斗图需要纳入较多的研究个数,一般推荐当 meta 分析的研究个数在 10 个及以上时才需做漏斗图。

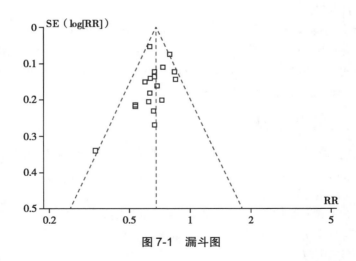

图 7-1 漏斗图

七、敏感性分析

敏感性分析(sensitivity analysis)是用来评价 meta 分析结果是否稳定和可

靠的方法,是指改变某些影响结果的重要因素如纳入标准、研究质量的差异、失访情况、统计方法(固定效应或随机效应模型)和效应量的选择(比值比或相对危险度)等,例如删除一个大样本的研究后,以观察合并效应量是否发生变化,从而判断结果的稳定性及稳定程度。如果敏感性分析对原结果没有本质的改变,说明 meta 分析的结果较为稳健可靠;如果敏感性分析后结果差别较大甚至是截然相反的结论,则在解释结果和下结论时应慎重。

第四节　meta 分析相关软件

一、RevMan 软件

RevMan 软件是 Cochrane 协作网制作系统评价的标准化软件,详细的制作系统评价操作流程可参考相关 RevMan 5.0 使用手册。该软件具有操作简单、结果直观的特点,缺点是无法进行 meta 回归,无法对生存分析等资料进行 meta 分析,以及只能凭肉眼观察漏斗图是否对称评估发表偏倚的可能性,而缺乏发表偏倚的统计学检验结果。

二、其他软件

(一) Stata 软件

相对 RevMan 软件而言,Stata 的 meta 分析功能更全面和强大,除可完成二分类变量和数值变量的 meta 分析外,还可进行 meta 回归分析、累积 meta 分析、诊断试验的 meta 分析、生存分析资料合并、敏感性分析等几乎所有 meta 分析方法;还可对发表偏倚进行 Begg'S 检验和 Eegg'S 检验。但 Stata 软件为收费软件,价格昂贵,且较复杂难学。

(二) R 软件

R 软件的 meta 分析系列软件包亦可如 Stata 软件一样进行 meta 回归,对发表偏倚进行假设检验等,优点是可免费下载和使用。

(三) 其他软件

SAS、SPASS 等都可以完成一定的 meta 分析统计工作。此外,还有一些专用的 meta 分析软件,如 Meta-Win、Metaxis、Comprehensive Meta-Analysis 等。JBI 循证卫生保健中心推出的系统评价管理系统 Comprehensive Review Management System(JBI-CReMS)系列软件,其中的 Meta Analysis of Statistics Assessment and Review Instrument(MAStARI)软件也是专门进行 meta 分析的软件。

第五节 系统评价和 meta 分析实例

以一篇发表在中国循证医学杂志的系统评价《太极拳运动对老年人平衡功能和跌倒预防效果的 meta 分析》为例说明系统评价和 meta 分析的过程。

一、问题的提出

在高龄老年人中,跌倒是造成老年人事故伤害的第二大诱因,非致死跌倒所造成的医疗损耗与重大经济成本的损失相当可观,故老年人跌倒亦是公共卫生中不可避免且重要的研究课题之一,而老年人平衡能力的下降是其跌倒的一个重要原因。作为中国传统体育项目之一的太极拳是改善老年人的平衡功能、柔韧性及关节灵活性的一个良好方式,对于提高下肢肌力、本体感觉、平衡能力及步态肌电均有显著影响,从而能帮助老年人增强抗跌倒能力。为了更全面地探讨太极拳运动对老年人平衡功能的影响和预防跌倒的有效性,作者对相关随机对照试验进行了 meta 分析。

二、资料与方法

(一)文献纳入标准

1. 研究设计 随机对照试验。

2. 研究对象 根据世界卫生组织对老年人的定义,研究对象为 60 周岁以上、居住在养老机构或社区里的老年人群,且 1 年内未参加过太极拳运动,其种族、国籍不限。排除患有严重急慢性疾患,如中风、不稳定型心绞痛、失代偿性心力衰竭、帕金森病、多发性硬化症、内耳炎、梅尼埃病、认知障碍、骨质疏松、类风湿关节炎、骨关节炎、患有严重精神疾患或不能合作者。

3. 干预措施 干预时间≥3 个月。试验组仅参加太极拳运动,对照组为常规运动或物理治疗(包括抗阻训练、平衡训练、力量训练、步态训练等)。

4. 结局指标 主要结局指标为跌倒发生率(次数和频率)。次要结局指标有起立行走时间测试(3 米步行距离时间测试,以秒为单位)、功能性伸展测试(以英寸为单位)、berg 平衡量表评分。

(二)文献排除标准

重复发表、质量差、报道信息太少及数据无法利用的文献。

(三)文献检索策略

计算机检索 PubMed、Web of Science、The Cochrane Library(2012 年第 8 期)、EMbase、CBM、CNKI、VIP 和 WanFang Data 等数据库,检索时限均为 2000—2012 年。英文检索词包括 aged、elderly、tai ji、tai chi、clinical trial、 random。中文检索词包括老年、老人、太极、随机。检索策略采用主题词与自由词相结合的方式,且经反复预检后确定,并辅以手工检索,必要时追溯纳入文献的参考文献。以 PubMed 为例,作者在文中给出了具体检索策略。但作者并未解释为何从 2000 年,而不是从数据库建库时间开始检索。且作者未介绍文献的筛选过程是否由 2 人独立筛选。

(四)文献质量评价

由 2 位研究员完成,采用 Cochrane 手册 5.1.0 推荐的标准评价纳入文献的偏倚风险。独立评价文献质量后,2 人再根据评价标准对每篇文献的质量进行讨论,达成共识后形成决定。

(五)资料提取

由 2 位研究者按照纳入与排除标准独立筛选文献,用事先设计的资料提取表格提取信息,内容包括:①基本信息(作者、发表年份、基线情况);②试验设计、研究时间和随访时间、干预措施、结果测量指标;③反映研究质量的指标。如遇分歧,则通过讨论解决。如研究报告的资料不全,则进一步与该研究作者联系获取,若最终未获得相关数据,则剔除该项研究。

(六)数据分析

采用 RevMan 5.1 软件进行统计分析,计量资料采用加权均数差(WMD)或标准化均数差(SMD),本研究采用干预后的终值与基线水平测量值的差(也称之为差异分)作为主要效应参数。计数资料采用相对危险度(risk ratio,RR)为疗效分析统计量,各效应量均计算 RR 及 95% CI。首先进行异质性检验,各研究结果间异质性采用 χ^2 检验并结合 I^2 判断。如各研究结果间无统计学异质性($I^2<50\%$,$p>0.10$),则采用固定效应模型进行 meta 分析。如存在统计学异质性,则分析异质性产生的原因,若有临床异质性可根据其来源做亚组分析或行敏感性分析;如无明显临床异质性,则采用随机效应模型进行 meta 分析;若异质性过大,则行描述性分析。

三、结果

(一)定性分析

1. 文献检索结果　最初共检出文献 635 篇,剔除重复文献后获得文献 339 篇,阅读文题和摘要后排除非随机对照试验、重复发表、非临床研究文献、不符合纳入标准等不合格文献 326 篇,初步纳入 13 篇相关文献,进一步阅读全文排除非随机对照试验、数据报告不完整文献 7 篇,最终纳入 6 个 RCT。

2. 纳入研究的基本特征　纳入研究共 2796 例病人。作者以表格的形式呈现了各纳入研究的作者、发表年份、研究地区、研究对象平均年龄、实验组和对照组研究对象例数、干预措施以及结局指标等信息。

3．纳入研究的方法学质量评价　纳入的 6 个 RCT 均对病人的基线情况进行了报道，均在文中提及了"随机"，其中 5 个 RCT 交代了具体的随机方法；4 个 RCT 对分配隐藏方案进行了描述；4 个 RCT 采用盲法；6 个 RCT 数据均报告完整，均对缺失结果数据或缺失原因进行了描述，其中 3 个研究采用了 ITT分析。

（二）定量分析（meta 分析）

本文仅以该研究中"跌倒发生率"和"Berg 平衡量表得分"2 个指标为例介绍 meta 分析的过程和结果。

1．跌倒发生率的 meta 分析　有 4 个研究共计 1443 例病人比较了两组间跌倒的发生率，其数据如表 7-3 所示。

表 7-3　太极拳与常规运动或物理治疗老年人跌倒发生率比较

纳入的研究（k）	太极拳			常规运动或物理治疗			RR	RR 的 95%CI	
	发生	未发生	总例数	发生	未发生	总例数		下限	上限
Faber 2006	45	33	78	40	24	64	0.92	0.71	1.21
Li 2005	38	35	73	73	20	93	0.66	0.52	0.85
Taylor 2012	111	109	220	140	91	231	0.83	0.70	0.98
Voukelatos 2007	71	276	347	81	256	337	0.85	0.64	1.13

从表 7-3 的数据可以看出，纳入的 4 个研究中，第 1、4 个研究的 RR 95% 可信区间都包含了 1，即无统计学意义，不认为两种方法在老年人跌倒发生率上有差异。当多个研究结论不一致时，可通过 meta 分析解决。

该数据在 RevMan 软件中的计算结果如图 7-2 所示。

分析：

（1）图 7-2 的上部左侧为 4 个独立研究的数据，中间为每个研究的单个效应量和 95% 可信区间，"weight"表示每个研究的权重。

（2）图 7-2 的右侧为森林图，竖线为无效线，即 $RR = 1$，每条横线的长短表示可信区间的范围大小，横线中间的小方块为 RR 值的位置，方块大小表示该权重的大小。横线如果跨越无效线表示研究结果无统计学意义，由图可见第 1、4个研究结果无统计学意义。横线落在无效线的左侧或右侧表示该研究结果有统计学意义，第 2、3 个研究的横线落在无效线的左侧。

（3）图的底部为 meta 分析的结果：

1）异质性检验 χ^2 和 p 值以及 I^2 值：本例 $\chi^2=3.72$，$p=0.29$，$I^2=19\%$，$p>0.1$，$I^2<50\%$，纳入的研究之间无异质性，因此选用了固定效应模型。

2）用菱形表示合并效应量 $RR_{合并}$（total）：本例 $RR_{合并} = 0.82$。

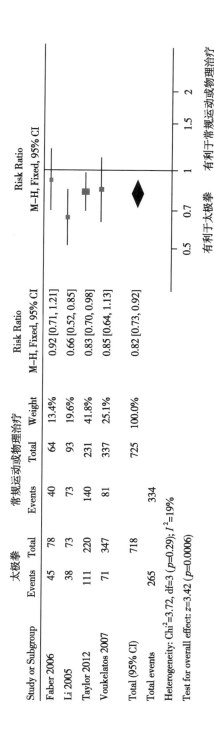

Study or Subgroup	太极拳		常规运动或物理治疗		Weight	Risk Ratio M–H, Fixed, 95% CI
	Events	Total	Events	Total		
Faber 2006	45	78	40	64	13.4%	0.92 [0.71, 1.21]
Li 2005	38	73	73	93	19.6%	0.66 [0.52, 0.85]
Taylor 2012	111	220	140	231	41.8%	0.83 [0.70, 0.98]
Voukelatos 2007	71	347	81	337	25.1%	0.85 [0.64, 1.13]
Total (95% CI)		718		725	100.0%	0.82 [0.73, 0.92]
Total events	265		334			
Heterogeneity: Chi²=3.72, df=3 (p=0.29); I^2=19%						
Test for overall effect: z=3.42 (p=0.0006)						

图 7-2　太极拳与常规运动或物理治疗老年人跌倒发生率比较的 meta 分析结果

3）合并效应量 $RR_{合并}$ 的 95% 可信区间：$RR_{合并}$ 95% CI 为 0.73～0.92，菱形图位于无效线的左侧，表示合并效应量有统计学意义，即相对于常规运动或物理治疗，太极拳可降低老年人跌倒的发生。

4）合并效应量的假设检验：$z = 3.42$，$p = 0.0006$，同样表示合并效应量有统计学意义。

2. Berg 平衡量表得分的 meta 分析　有 2 个研究共计 345 例病人比较了两组间的 Berg 平衡量表得分，其数据如表 7-4 所示。

表 7-4　太极拳与常规运动或物理治疗老年人 Berg 平衡量表得分比较

纳入的研究（k）	太极拳			常规运动或物理治疗			p 值
	均数	标准差	例数	均数	标准差	例数	
Li 2005	3.61	4	125	0.97	4.4	131	<0.05
Tousignant 2007	4.1	6.8	43	3.5	8.7	46	>0.05

从表 7-4 的数据可以看出，纳入的 2 个研究中，第 2 个研究的 p 值 >0.05，无统计学意义，不认为两种方法在 Berg 平衡量表得分上有差异。多个研究结论不一致时，可通过 meta 分析解决。

该数据在 RevMan 软件中的计算结果如图 7-3 所示。

分析：

（1）图 7-3 的上部左侧为 4 个独立研究的数据，包括每个独立研究的均数、标准差以及均数差（MD）和 95% CI。

（2）图 7-3 的右侧为森林图，竖线为无效线，即 $MD = 0$，每条横线的长短表示可信区间的范围大小，横线中间的小方块为 MD 值的位置，横线如果跨越无效线表示研究结果无统计学意义，由图可见第 2 个研究结果无统计学意义。

（3）图的底部为 meta 分析的结果：

1）异质性检验 χ^2 和 p 值以及 I^2 值：本例 $\chi^2 = 1.39$，$p = 0.24$，$I^2 = 28\%$，$p > 0.1$，$I^2 < 50\%$，纳入的研究之间无异质性，因此选用了固定效应模型。

2）用菱形表示合并效应量 $MD_{合并}$（total）：本例 $MD_{合并} = 2.45$。

3）合并效应量 $RR_{合并}$ 的 95% 可信区间：$RR_{合并}$ 95% CI 为 1.47～3.43，菱形图位于无效线的右侧，表示合并效应量有统计学意义，即相对于常规运动或物理治疗，太极拳可增加老年人的 Berg 平衡量表得分。

4）合并效应量的假设检验：$z = 4.90$，$p < 0.00001$，同样表示合并效应量有统计学意义。

3. 发表偏倚和敏感性分析　由于纳入研究的数量较少（低于 10 篇），本研究未绘制漏斗图以评估发表偏倚的可能。同时本研究未做敏感性分析，此为本研究的局限之一。

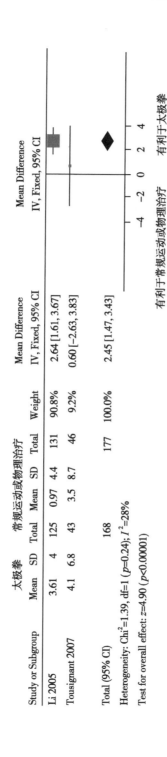

Study or Subgroup	太极拳			常规运动或物理治疗			Weight	Mean Difference	Mean Difference
	Mean	SD	Total	Mean	SD	Total		IV, Fixed, 95% CI	IV, Fixed, 95% CI
Li 2005	3.61	4	125	0.97	4.4	131	90.8%	2.64 [1.61, 3.67]	
Tousignant 2007	4.1	6.8	43	3.5	8.7	46	9.2%	0.60 [−2.63, 3.83]	
Total (95% CI)			168			177	100.0%	2.45 [1.47, 3.43]	
Heterogeneity: Chi^2=1.39, df=1 (p=0.24); I^2=28%									
Test for overall effect: z=4.90 (p<0.00001)									

图 7-3　太极拳与常规运动或物理治疗老年人起立行走时间比较的 meta 分析结果

四、讨论

作者对太极拳对老年人预防跌倒和改善平衡功能的各指标进行了分析,并分析了研究中存在的局限性,最终得出太极拳改善平衡能力,减少跌倒发生的结论,作用优于常规运动或物理治疗。

（侯云英）

爱上思考:

1. 请阐述系统评价与 meta 分析的联系与区别。
2. 请结合实例阐述系统评价的基本步骤和方法。
3. 什么是发表性偏倚?
4. 进行敏感性分析的意义是什么?

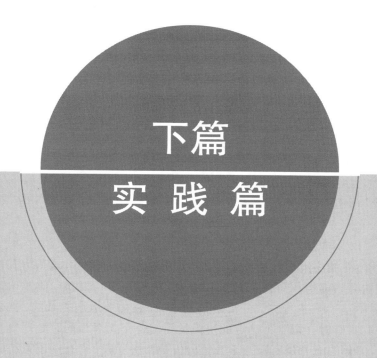

下篇
实践篇

下篇通过对临床急危重症中的心搏骤停、中毒、车祸多发伤及母婴、临床内科、外科、老年护理及临终关怀的疑难经典个案进行决策问题的提出和决策分析的过程推理，直至决策树的构建，形象直观地呈现了临床常见护理问题、难题的决策方法及逻辑推理，帮助护理学生及年轻护士快速进行评判、质疑、分析并决断，从而强化其发现问题、分析问题以及解决问题的能力。

第八章

基于循证的决策分析在临床护理
中的应用

1. 理解决策分析的益处和局限性。
2. 理解决策分析的灵敏度分析。
3. 运用决策分析的阶段,决策树的构建,概率的获得,效用值的获得。

第一节 概 述

基于循证的决策过程涵盖如下内容:已经发表的研究结果、病人对某选择的喜好、决策者对可用资源的意识和能力、决策者的经验和专业知识等。有时实践中运用基于循证的决策分析是很困难的,它需要运用复杂的、甚至不完整的信息,同时有时会得到不确定的决策结果。每个人对于同时处理复杂决策中所有不同部分的能力是有限的。决策分析是一种手段,它有助于系统地整合各种基于循证决策的元素。

决策分析基于规范的期望效用理论。当决策者面对不同选择时,决策分析提供了一条规范的程序。在决策分析中,一项最优的决策往往指决策结论导致的结果是对个体的益处最大化。决策分析是一个系统、清晰、定量地做出决策的方法,在医疗保健中使用决策分析可以促进临床争议的沟通、做出更好的决定。

实施一项决策分析包含将一个决策问题分解成若干组成部分。在决策分析中,这些组成部分包括不同结果发生的可能性和个体对这些结果的价值判断。综合各组成部分的价值可以帮助决策者做出最好的选择,达到益处最大化的目标。通过这种方法分解决策问题可以为如何做出决策提供一个清晰易懂的流程图。

需要说明的是,决策分析并非一种适用于所有待决策问题的方法。但是决策分析尤其适用于需要在复杂情境中做出决策的问题,这里的复杂情境是指在一系列选择中并不能很容易地做出最优选择的情境。复杂性可能源于不同的选择会带来不同的风险或益处,同时不同的病人对于同一个结果的价值判断的差异也非常重要。

第二节　决策分析的阶段

实施一项决策分析的阶段如下:

1．构建决策问题,构建一个决策树。

2．评估不同结果的发生概率? 将概率值添加到决策树上。

3．评估病人对不同结果的价值判断(效用值)? 并将效用值添加到决策树上。

4．计算决策树上的期望效用值,做出最优决策。

5．对决策模型做敏感性分析。

一、构建决策问题

在实施对病人的护理前,首先要做的是列出所面对的需要决策的问题,这个过程称之为构建决策问题。构建决策问题包含将不明确的决策问题转变为一系列明确的要素。

【案例8-1】

更年期综合征干预方法的选择

张女士,51 岁,退休工人,初中文化,汉族,已婚。一年前退休在家。半年前,月经开始变得无规律,有时两个月来一次,有时一个月来两次。近两个月出现阵发性潮红、潮热、烦躁易怒、失眠多梦等症状,被诊断为更年期综合征。医生提出激素替代疗法(HRT)、改变生活方式(不用药物)和非激素疗法三种干预方法? 对于她来说,每种方法都会带来一定的益处和相关的风险,而且目前为止,似乎并没有一种更合适的处理方案。病人担心服用药物会产生不良反应,同时担心不用药物难以控制病情,在不能决定的情况下请教护士协助做出合理决策。

在上面的案例中,面对的是一个不确定并且复杂的决策情形。对于咨询的张女士来说有三个可选方案,清楚地知道对于每种可选择的方案都会有益处,但也会有风险,需要帮助这位女士做出相应的选择。

帮助定义待决策问题的一个策略就是罗列所有能想到的该女士可以做的待选择方案并考量每种选择的益处和风险,这种方法被称为构建一张决算表(也称收支清单)。

通过文献检索可使在特定的决策中更容易做出选择。可以先看看一些决策支持系统。如 NHS 的临床知识总结（CKS）和临床证据会提供一些基于循证的干预方法指导，也会提供一些针对不同情境的管理方法供选择。在本案例中临床证据和 CKS 均提供了关于管理更年期综合征的指导意见。该女士可选择的方案如下：不做药物干预仅提供生活方式改变的指导；使用激素药物进行替代治疗（HRT 提供雌激素与孕激素的补充）；使用非激素类药物进行非激素的替代治疗（如使用含有植物激素的食物，如大豆）。临床证据中对上述每种选择的益处和风险也有详细的信息，可以根据这些信息构建一张决算表，见表 8-1。

表 8-1　更年期综合征决策分析表

干预措施	益处	害处
提供改变生活方式建议	可能会有效改变燥热和焦虑症状	干预本身不会带来危害。长期的更年期综合征可能会带来骨质疏松症、泌尿生殖道萎缩、心血管系统疾病和中风
HRT	缓解更年期综合征：燥热、夜间盗汗、泌尿生殖道萎缩；降低骨质疏松风险；降低结直肠癌风险	增加乳腺癌、中风、静脉血栓栓塞风险
非激素替代疗法	可能会减轻燥热等症状	未知

另一种构建决策的方法是使用决策树的形式展示面临的选择，这种方法同时提供了决策分析的结构。决策树同时展示了决策者可能面临的所有选择（在决策树中以小方框代表的结点表示）和每项选择面临的不确定性（在决策树中以圆圈代表的结点表示）。当以决策树的形式构建一个决策问题时，决策模型中要包含针对决策个体可能发生的所有重要事件，同时也要尽可能简单以帮助理解。构建的决策树是面对实际待决策问题的最简单的模型，同时也要包含所面临决策的所有风险和益处（图 8-1）。图 8-1 用决策树的方式展示了表 8-1 涵盖的更年期综合征决策决算表的内容。

上述决策树反映了待决策问题的关键要素：可供该女士选择的选项及每个选项所面临的益处和风险。为了使模型简单化，本模型仅仅纳入了针对不同干预措施的最主要潜在益处和风险：更年期综合征是否缓解、骨质疏松症的发生风险是否下降、乳腺癌的发生风险是否增加。如果在构建决策树时针对所有选择纳入所有可能的益处和风险可能会更好地反映所面对的决策问题，但也可能会使情况更加复杂而不利于理解。

对于决策者来说，不同元素的重要性体现在决策树的形状上。在有些决策中，仅仅明确可供选择的选项及与他们相关的益处和风险可能就足以帮助决策者做出最有利的决定了。

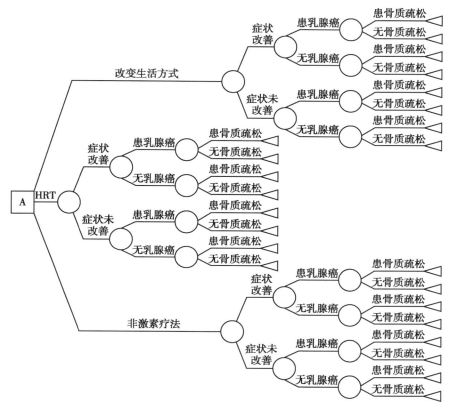

图 8-1　更年期综合征干预措施决策树

二、评估不同结果的发生概率，将概率值添加到决策树上

在任何决策中，一个重要的方面是期望某事发生概率的确切值。因某种结果发生的概率为百万分之一而拒绝一项可选择的决策可能并不一定合理，但如果获得的信息是详尽的，就可以有充分的理由做出决定。在面临的决策问题中，针对每个可能的结果，需要知道针对目标病人（或病人群体）此种结果发生的概率大小和在这种不确定情况下发生这种概率的可能性。在估值时，决策者把握度越小（如不确定因素越大时），就应对不确定事件发生概率做出越大范围的估计。

已经对待决策问题进行了结构化并确定了针对每个选项潜在的益处和风险后，需要考虑这些结果发生可能性的大小。决策分析所决定的问题一般是与病人的处理或治疗相关的，所以决策者估计的数据最好是来源于高质量科学研究的报道。高质量的随机对照试验和多项随机对照试验进行的 meta 分析是经严谨设计和实施的研究，其结果数据是较可信的。在做决策分析时，关于某事件发生的概率大小，基于研究的估值优于基于经验的估值。

为了找到这些概率，学习了检索证据的方法。因为要做出基于循证的决策，在此过程中所使用的每项证据都需要经过批判性的评价。如果在检索中发现某项研究相比于已经检索到的研究而言是基于严谨而高质量的方法学的（如高质量的系统综述或 meta 分析相对于单中心的小样本的研究），那么这项研究可以为决策提供概率依据。如果检索到数项相似研究，则需要评估他们的方法学质量，排除低质量的研究，并运用高质量研究的平均结果来作为概率的估计值。

报道的各研究结果可能为两分类或连续变量。为了在决策分析中利用，需要估计到发生或不发生某个结果的可能性大小。两分类变量的结果可以通过某些手段转换成概率、百分比或分数。有些报道会给出研究对象出现某种结果的原始数据，这样就可以自己计算出相应的概率。

然而，有时报道会给出连续数值的结果（如利用某种疼痛评估量表测量的平均疼痛评分下降值）。通过此种方式呈现的结果给出了某种干预的总体效应（如：与对照组相比，给予镇痛措施后总体疼痛评分下降的程度），但并没有告知发生这种结果的个体数量或百分比（如：并没有报道在实验组中 40% 还是 60% 的研究对象的疼痛得以缓解）。在决策分析模型中，需要估计某事件发生的概率。

可以使用"平均效用值"的方法将连续性结果数值转化为决策分析中需要用到的模式。以标准差单位报道的效应量可以用来计算某项干预措施有效或无效的样本百分比。表 8-2 展示了效用量和成功率的关系。

表 8-2　效用量和成功率的关系

影响的量级	成功的比例				成功的比例			
	d	对照组 %	干预组 %	变化 %	r	对照组 %	干预组 %	变化 %
0	0	50	50	0	0	50	50	0
小	0.20	46	54	8	0.10	45	55	10
中	0.50	40	60	20	0.24	38	62	24
大	0.80	34	66	32	0.37	32	69	37
非常大	2.00	16	84	68	0.71	15	86	71

注：所有的计算和估计是基于测量的结果遵循二项分布的假设，在每项条件下近似相等的研究对象数量和近似相等的变量。（d：效用量，r：成功率）

如果没有找到证据怎么办？在实践中发现，并不是每次都能找到为分析的问题提供相应概率的研究文献。尽管如此，决策分析仍需进行。一种常用的解决方法是咨询相关临床专家，以此估计出现某种结果的概率值。专家基于经验的估计可能会有些主观的偏倚并缺乏共识。因此，确保所估计的基于专家意见的不确定的范围能很好地反映不确定性。为处理这种不确定性，可在估值时使用范围估计取代点估计，或创建决策者认同的可信区间。

在获得了每种不同结果的发生概率，也估计了不确定性情况的范围值后，需要将这些数值加入到决策模型中去。有时，将所有可能发生的结果及相对应的概率、证据来源罗列在一张表中是很有帮助的。表 8-3 列举了更年期综合征决策的例子。这张表中的概率估值源于 CKS 和临床证据中的参考文献。因该女士仍有子宫，假设她会考虑使用含雌激素和孕激素的 HRT 治疗。所有的数据来源于 5 年内的报道。发生骨质疏松症的可能性以股骨颈骨折（骨质疏松症最常见的并发症）发生率体现。

表 8-3　更年期综合征决策的概率

结局	估计概率	范围
生活方式改变的症状改善 *	0.55	0.2～0.705
HRT 的症状改善	0.86	0.706～0.96
非激素治疗的症状改善	0.43	未知
不治疗的 5 年后乳腺癌发生率	0.014	0.013～0.014
HRT 的 5 年后乳腺癌发生率	0.028	0.028～0.031
非激素治疗的 5 年后乳腺癌发生率	0.014	0.013～0.014
不治疗的 5 年后髋部骨折发生率（骨质疏松症）	0.0015	0.0005～0.0025
HRT 的 5 年后髋部骨折发生率（骨质疏松症）	0.0012	0.0002～0.0022
非激素治疗的 5 年后髋部骨折发生率（骨质疏松症）	0.0015	0.0005～0.0025

注：文献检索未发现更年期综合征非激素治疗 5 年后乳腺癌和骨质疏松症发生风险的报道，此处使用的是未用 HRT 治疗时的概率

*此概率使用的是研究中安慰剂组的数据

在对不同结果的概率进行罗列后，可将这些值加入到决策树中去，形成决策树对应的概率树，见图 8-2。

在上述概率树中，每个分支点后的概率之和均为 1，这是因为所有结果都是相互排斥的，也就是说，在一个分支后面不可能同时发生两个结果。例如，如果更年期综合征有 25% 的可能会发生股骨颈骨折，同时也意味着有 75% 的可能性不发生股骨颈骨折。

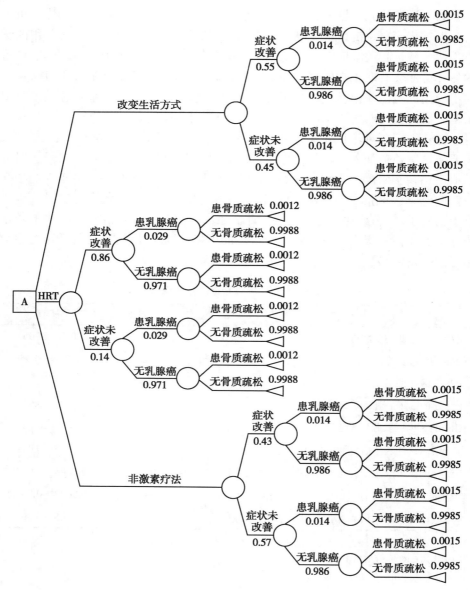

图 8-2　更年期综合征干预措施概率树

三、评估病人的价值或喜好(测量效用值),并将效用值写进决策树

对于一个基于循证的决策者来说,在决策过程中将病人的喜好和不同的决策选择合并是一个真正的挑战。在决策分析中,病人的价值或喜好可以通过可

测量的效用值来清晰地表示。

效用值指用数值或定量的方法测量个体或群体对所做决定的不同结果（或结局）的价值判断。在医疗卫生中很多决策的目的都是提高个体的健康水平。基于此，效用值也可被称为健康状态的偏好，它反映了个体如何评价某种健康状态。其不同于对生活质量的测量，生活质量聚焦于健康状态的特征。

（一）测量效用值

效用值通过一种从 0～1（或 100）的等距量表测量。0 意味着对特定个体而言最差的可能健康状态，1 或 100 代表对特定个体而言最好的可能健康状态。在某些文献中将 0 代表死亡，1 或 100 代表完美的健康。这种计算方法的问题是，针对某些特定的个体来说，可能有比死亡更糟糕的健康状态，这时用的最好的描述健康状态的词语应该是最差和最好。期望值可以被用在单个病人临床决策分析中，也可以用在社会层面的人群水平决策分析中。本章主要关注的是在病人和专业人士之间的个人水平层面的决策。下面的方式来评估效用值。在赋予效用值时，可能会针对同一个健康状态，不同的方法用于不同的情况，同一个个体给出不同的效用值。

> **知识链接**
>
> **评估效用值的方法**
>
> 1. 根据你自己的判断来主观赋值　在医疗卫生领域，这种方法是目前最常用的。比如，"和病人讨论按压（一种治疗方法）方法对治疗腿部溃疡毫无意义，因为我认为病人无法忍受此方法"的描述意味着主观赋值的效用值。
>
> 2. 对效用值赋值的专家共识。
>
> 3. 参考已发表的相关文献。
>
> 4. 利用有效且可靠的方法直接测量效用值。直接测量效用值的方法包括等级量表（尺度评分法）、标准博弈法、时间权衡法。

1. 等级量表（尺度评分法）　在尺度评分法中，决策对象被提问而做出不同结果位于 0～1 或 100 的刻度标尺中间某个位置的判断。该标尺的一端是最愿意看到的最好健康状态而另一端是最不愿意看到的最差健康状态。理论上其余所有的健康状态都位于上述两者之间，但对于不同个体而言，同一个健康状态在标尺上的位置可能不同。使用尺度评分法，关于本章提到的更年期综合征 5 年后罹患乳腺癌的效用分析见知识链接：尺度评分法应用示例。

2. 标准博弈法　标准博弈法主要探讨的是个体通过某种健康状态与死亡

的对比来进行赋值。病人会被告知给出两种选择：一种是某种在他余生中针对的某种健康状态，另一种是两种可能结果（死亡或恢复正常的健康状态）的博弈。在博弈中结果发生的可能性一直在变化，直到病人对上述两种选择视为相同时。这种病人无法判断优先者的状态意味着他倾向于的赋值。使用标准博弈法，关于本章提到的更年期综合征 5 年后罹患乳腺癌的效用分析见知识链接：标准博弈法应用示例。

3. 时间权衡法　在使用时间权衡法时，病人被问及愿意花多长时间保持一个给定的健康状态，病人被问及考虑对于一个给定的健康状态，她愿意花多长时间。对于每项健康状态，需要一个效用值，病人被提供不同的选项：在余生保持目前的健康状态还是回归完全健康，但寿命会有一定的缩短。病人愿意"交易"的时间长短可以用来计算这种健康状态的效用值。使用时间权衡法，关于本章提到的更年期综合征 5 年后罹患乳腺癌的效用分析见知识链接：时间权衡法应用示例。

知识链接

尺度评分法应用示例

在下面的标尺中，0 意味着死亡，100 意味着完全健康地活着，如果您在 5 年后会患乳腺癌，请在 0～100 间选择一个数字，以代表您的感受，见图 8-3。

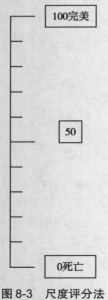

图 8-3　尺度评分法

标准博弈法应用示例

想象一下,你5年后可能会患乳腺癌,目前有种新的治疗方法有50%的可能使你避免发生乳腺癌。但这种新的治疗方法也有50%的可能导致你立即死亡,你愿意选择这个治疗措施吗?见图8-4。

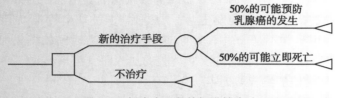

图8-4 新治疗手段的标准博弈法

根据你的回答

如果你的答案是"不",那么假如新治疗方法会有60%的机会避免患乳腺癌和40%的机会立刻死亡呢?如果你的答案是"好的",那么假如新治疗方法有40%的机会避免患乳腺癌和60%的机会立即死亡呢?向上或向下调整百分比,直到在某点病人无法做出选择时(做哪种选择都一样)。病人患乳腺癌的效用值即为治愈乳腺癌的概率值,比如,如果病人接受新疗法可以避免90%的乳腺癌同时有10%的可能立即死亡,她所评估的效用值是0.9。

时间权衡法应用示例

试想,你患有乳腺癌并有40年的预期寿命。现在有人能提供一种新的治疗方法治愈你的乳腺癌,但你如果接受这种治疗,你的期望寿命就从40年缩短到20年。你会接受这种治疗吗?

根据病人的回答,改变可以接受的时间段。如果答案是否定的,则问他是否能够接受治愈后预期寿命是39年?如果答案是肯定的,则问她是否接受治愈后预期寿命是10年?

继续提问,直到这两项选择对病人来说相同(患有乳腺癌生存和被治愈)。此时,患乳腺癌生存的效用值等于治愈乳腺癌生存期占目前这种健康状态生存期的比值。

报道显示,相对于其他方法,使用标准博弈法产生的效用值较高,可能是因为在博弈过程中,病人会被问及与不同结果相关的风险。这个也可能会受到框架效应的影响,此时,个人的倾向会受到所获得信息和权衡的多少的影响。尽管尺度评分法用起来很简单,但其评估的效用值可能会有一定的偏倚,因为病人可能会尽量避免选择处于标尺两端的位置。

在决策过程中同时需要考虑使用谁的决定的效用值。看到的医疗卫生研究报道的往往是临床医生认为的病人对不同健康状态的感受。临床医生和病人自身对同一健康状态的评价可能有很大不同。只要有可能，某健康状态的效用值最好源于受此决策结果影响最大的人。但即使这样，也并非没有问题，因为病人也许会被问及评估一个她未曾体验的健康状态的效用值。另外，某些健康状态也许是假设的，并不一定会发生，对于这种情况往往会较难以把握。健康状态的偏好或效用值并不是一成不变的，它可能会随着时间的变化而变化，也可能会随着病人对这种健康状态的真实体验的加深而变化。

（二）将效用值加到决策树中

对于许多决策模型，一个决策的结果可能和不同种类的健康状态相关。比如，可以评估一位女士对服用 HRT 的感受（如服用一段时间的片剂药物）、症状的改善情况、罹患乳腺癌和骨质疏松症的风险。这种情况下，可以使用整体的或部分的效用值来计算，整体的效用值是指对联合的情况评估一个总的效应值。如果对不同的结果评估了整体的效用值，也可以使用相应的效用值。如果使用的是"分解"的方法，需要首先评估每个单独结果的效用值（如症状改善、口服片剂、罹患乳腺癌的效用值），然后再将他们结合起来。Naglie 等建议，在综合效用值前，首先要将结果分为长期和短期两种。然后需要将所有短期结果的效用值通过减去 1 的方法转化成负效用值。在决策树的每个分支中，需要将所有长期效用值相乘，然后减去短期的效用值才能得到所需要的总的效用评级。最后需要对每个分支的效用值进行排序，以确保赋予的效用值有意义。表 8-4 展示了图 8-1 决策树中所涵盖的可能结果的效用值评估。

表 8-4　更年期综合征干预措施决策树中的效用值

结局	效用值	负效用值
短期结果		
HRT*	0.98	0.02
非激素治疗 *	0.99	0.01
症状改善	1	0
更年期综合征	0.81	0.19
长期结果		
乳腺癌	0.8**	
髋部骨折	0.63***	
改变生活方式的结果		
症状改善、乳腺癌、骨折	$0.8×0.63-0=0.504$	

续表

结局	效用值	负效用值
症状改善、乳腺癌	0.8−0=0.8	
症状改善、骨折	0.63−0=0.63	
症状改善	1	
症状未改善、乳腺癌、骨折	0.8×0.63−0.19=0.314	
症状未改善、乳腺癌	0.8−0.19=0.61	
症状未改善、骨折	0.63−0.19=0.44	
症状未改善	0.81	
HRT 的结果		
服用 HRT、症状改善、乳腺癌、骨折	0.8×0.63−0.02−0=0.484	
服用 HRT、症状改善、乳腺癌	0.8−0.02−0=0.78	
服用 HRT、症状改善、骨折	0.63−0.02−0=0.61	
服用 HRT、症状改善	0.98	
服用 HRT、症状未改善、乳腺癌、骨折	0.8×0.63−0.02−0.19=0.294	
服用 HRT、症状未改善、乳腺癌	0.8−0.02−0.19=0.59	
服用 HRT、症状未改善、骨折	0.63−0.02−0.19=0.42	
服用 HRT、症状未改善	1−0.02−0.19=0.79	
非激素治疗的结果		
非激素治疗、症状改善、乳腺癌、骨折	0.8×0.63−0.01−0=0.494	
非激素治疗、症状改善、乳腺癌	0.8−0.01=0.79	
非激素治疗、症状改善、骨折	0.63−0.01=0.62	
非激素治疗、症状改善	0.99	
非激素治疗、症状未改善、乳腺癌、骨折	0.8×0.63−0.01−0.19=0.304	
非激素治疗、症状未改善、乳腺癌	0.8−0.01−0.19=0.6	
非激素治疗、症状未改善、骨折	0.63−0.01−0.19=0.43	
非激素治疗、症状未改善	1−0.01−0.19=0.8	

* 是作者的判断，基于服用任何药物都不如不服药的假设

** 有 5 项研究报道了乳腺癌的效用值。有三项使用的是时间权衡法（TTO），另两项使用的是医生或作者判断法估计的效用值。表中给出的是上述 5 项报道的平均值

*** 有 9 项研究报道了髋部骨折的效用值，是在骨折后 1 年或 2 年评估的，两项研究报道了标准博弈法，一项研究用的是时间权衡法，其他研究用的均是作者判断。表中给出的是上述 9 项报道的平均值

在可能的情况下,每个个体健康状况的效用值最好来源于新英格兰医学中心的成本效益分析注册表(CEAR)和一个关于估算更年期综合征效用值的研究。CEAR会根据经验型的研究按照疾病种类给出很多种健康状况效用值。当从病人处无法获得一种健康状态的效用值时,这里的资源就显得尤为有效。没有查阅到已经发表的关于用HRT和非激素疗法的效用值,因此这里使用的是作者自己估计的。

运用 Naglie 建议的方法计算出了图 8-2 决策树中的每个分支的效用值。例如决策树最上面的一个分支的结果是不做干预、症状改善但会患上乳腺癌和骨质疏松症。在本案例中短期状态是症状改善(负效用是 0),长期状态是患乳腺癌和髋部骨折(效用值分别是 0.8 和 0.63)。所以此分支总的效用值是 $(0.8 \times 0.63 - 0) = 0.504$。

在所构建的决策模型中,一旦计算出了每个结果的效用值后,可以将这些值添加到决策树的适当位置。

四、计算决策树上的期望效用值,做出最优决策

当概率和效用值都添加在决策树上后,就可以计算期望效用值(每个决定选项的效用值)了。最终效用值涵盖了每个可能结果的发生概率和决策者所考虑的效用值。如果你是一位逻辑的、理性的决策者,你会选择具有最高数值的一个选项做最终决定。期望效用值意味着使某项选择中对应的决策者倾向的效用值最大化,同时特定结果发生概率也是最大化。

计算期望效用值也称为决策树的返算。返算起始于决策树的右侧,在每个分支将概率与效用值相乘,并将结果相加得到期望效用值,此后进一步向左计算,直到达到决策点的分支。下面的知识链接:计算期望效用值示例通过展示计算改善生活方式这个分支的期望效用值来阐述如何计算期望效用值。

> **知识链接**
>
> **计算期望效用值示例(改善生活方式分支的期望效用值)**
>
> 1. 计算最上面一个分支 将这个分支对应的效用值(0.504)与患骨质疏松症的概率相乘得出结果为 0.001。
>
> 2. 计算第二个分支 将这个分支对应的效用值(0.8)与未患骨质疏松症的概率相乘得出结果为 0.799。
>
> 3. 将上述两个值相加(0.001+0.799=0.8)后与患乳腺癌的概率相乘(0.8×0.014=0.011)。
>
> 4. 用同样的方法计算下面两个分支 $[(0.63 \times 0.002) + (1 \times 0.999)] \times 0.986 = 0.986$。

5. 将上述两点的期望效用值相加得 0.011+0.986=0.997（此为改变生活方式后症状改善的期望效用值）。

6. 将上述期望效用值与症状改善的概率相乘（0.997×0.55=0.548）。

7. 用同样的方法返算"症状未改善"相应的期望效用值并与症状未改善的概率相乘（0.45×0.807=0.363）。

8. 将症状改善分支与症状未改善分支的计算结果相加，得出改变生活方式的整体分支的期望效用值（0.548+0.359=0.911）。

用上述方法，由右向左逐步计算出决策点后每个分支总体的期望效用值。在这种情况下，具有最高期望效用值的选项是 HRT（0.947），所以该女士（如果她是一个有逻辑的、理性的决策者）应该会选择 HRT 作为她更年期综合征的治疗方案。

五、灵敏度分析

如同其他模型，本决策结果依赖于纳入其中的各种数据。现实中当然也存在一些不确定的情形，如研究报道的结果不一致（如报道出现某种状况的概率范围很大）或个体对某健康状态的期望值差别很大。在这种情况下，如果在决策树模型中改变概率值或效用值，可能会导致决策结果的改变。因为可能会在其他病人身上用同一个模型，所以上述的改变很重要。不同病人的概率值可能不同（因预后因素不同）或对于某种健康结果的状态有不同的效用值或倾向。

灵敏度分析是对所做决策"稳定性"的分析。在实施敏感度分析时，可能会改变决策模型中的概率值和（或）效用值去探索这些改变对每个分支期望效用值的影响，并探索这些改变是否对最优结果的选择有影响。当概率值和（或）效用值在某一点而决策模型中的最优结果会变化时，这一点被称为阈值。如果下一位病人的概率值高于或低于这个阈值，那么他将选择的最优决策结果可能会不同于最初模型针对的结果。

调整一下更年期综合征决策模型中某些变量的概率值和效用值来看一看调整对结果的影响。在表 8-3 中，用于估计不确定因素的概率值是有一定变化幅度的。效用值是在 0～1 之间变化的。决策模型会随着一定条件的变化而变化：在非激素治疗时症状改善的概率值、HRT 病人症状改善的效用值。在非激素治疗时症状改善概率的阈值是 0.8。这意味着，如果通过这种治疗方法症状改善的概率在 0.8 以上（即：有 80% 甚至更多的病人在采用这种治疗方法后症状得以改善）时，非激素疗法将是最优的选择。用 HRT 疗法症状改善时效用值的阈值是 0.9。这意味着，如果一位女士对使用 HRT 症状改善时评价的效用值是 0.9

或以上时，HRT 将会是最好的选择。但是如果她评估的效用值是 0.9 以下，那么改变生活方式将是最好的选择。

如果所构建的决策树模型对概率值和效用值均相对不敏感，那么便对所提供的最优选择很有信心，因为此时决策树模型最为稳定。如果决策树模型对上述两值均特别敏感，那么这个决策模型就有很大程度的不确定性，因此在做出决定前要格外慎重。当一个决策模型仅仅对效用值敏感时，在决策时一定要注意，所采用的效用值要来自决策者本人。

第三节　决策分析的益处和局限性

决策分析基于循证依据。决策分析显然不能处理所有临床不确定性的待决策问题。但决策分析确是处理、分析复杂不确定情景（最优选择并不能一目了然）的有效手段之一。尤其是在决策过程中使用了相关研究的结果，使得决策者做出的是有循证依据的决策。用决策分析方法构建的决策模型通常是基于广泛的有效信息的，而不是源于很多非结构化方法的决策。

决策分析为决策者提供了一个明确的、系统的方法。他可以让临床医生清楚地向病人及同事介绍一个决定是如何做出的。通过在决策模型中纳入病人提供的效用值，使病人能参与到决策过程中，并对最终的决策产生直接影响。

决策分析具有一些潜在的局限性。有时并不能在已发表的相关文献中找到决策树上所需要的概率值，这种情况下就需要利用决策者主观估计的概率值。这种主观估计的值可能会有很多形式的偏倚。测量效用值的方法有时也会存在一定问题。尝试对一个富有主观或感情色彩的事物进行测量或赋值是否可行或恰当？如前所述，效用值的赋值受所用赋值方法和赋值者等方面的影响。要求一个未曾体验过相关健康状态的病人对健康状态赋值可能使病人很难理解，而且同时违反直觉并具有根本性的缺陷。Hastie 曾报道过一个典型的例子，同一个病人被要求对某健康状态（如 HIV 阳性）赋值，在没有相关体验时其赋值较低，一年后当病人体验过这种健康状态时赋值明显升高，因病人本人发生了改变。

决策分析经常会因为太耗时或人为简化复杂的决策问题而受到批判。然而，对于批评者而言，所有的决策模型方法都有局限性。而对于临床工作者而言，决策分析往往受可获取数据多少的限制。这些局限性可以被明确的、公开的进行辩论使得决策分析成为一种方法。

当面临复杂情境、多种不确定因素、缺乏最优选择而需要做决策时，决策分析可以提供帮助。决策分析可以帮助决策者做出基于循证的评价并与所面对的决策问题直接相关。决策分析的最大贡献可能在于：效用值源于病人并被系统地纳入决策过程,病人的生活将会是此决策实施后的直接作用对象。

整合病人对结果的喜好和结果发生的概率而做出基于循证的决策分析,这将会是一个漫长的过程。基于循证的决策分析对许多临床决策者而言依旧是一个"盲区",这是无法回避的事实。然而对于许多努力成为优秀决策者的护士而言,决策分析的确是有用的武器。

（胡化刚）

爱上思考:

1. 构建决策问题

提出一个临床实践中遇到的难以做决定的真实问题。难以做决定的原因可能是情境很复杂或不确定因素太多,也可能是决策者和病人对于"什么是最该做的"观点不一致(请记住决策是当你不得不从不同的选项中做出选择时所做的决定):

(1) 写下对决策情况的描述,尝试明确造成这种困难的关键点。

(2) 列举所有面对的可能选择,同时列出每项选择的风险和益处。可能需要考虑,在某种特定情况下,是否存在可以选择但未考虑到的选择。

(3) 将上述内容放进决算表。

(4) 尝试用决策树的方法描述决策模型。

(5) 记住,在决策树中,决策点由小方框代表,机遇点由小圆圈代表。可能需要通过关注主要结局(可能会随所做决定的不同而发生改变)来简化决策模型。

可以阅读 Detsky(1997)的文章来帮助构建决策树。

2. 评估不同结果的发生概率

取出你在第1题中构建的决策树。

(1) 在一张表中列出所有的可能结局。

(2) 检索文献,寻找相关证据,找到每种结果发生的可能性大小。寻找的途径包括:

A. 已经发表的循证指南

B. 基于循证的系统评价

C. 研究的预评估(如通过循证护理网)

D. 检索随机对照研究的实验报道(如 CINAHL 和 Medline)

(3) 总结你所发现的证据。适当地剔除低质量的研究,用各项研究的平均值做总体估计。你可能需要用"平均效用尺度"将连续性的数值结果转变为概率估值。

(4) 将你评估到不确定(或概率)的范围放入到表格中,范围可以是公开发表的研究中的可信区间或一系列发表报道中的总范围。

（5）如果你不能检索到任何相关的概率估计值，你需要自己估值。可以咨询相关专家（如果可以的话）或根据自己的经验进行估值。请记住：这种估值方法可能存在各种偏倚，所以请尽可能估计出一个宽泛的范围。

（6）将你得到的概率值放进决策树中，再次确认每个圆圈后各分支之和为1。

3．测量效用值

取出你在第1题和第2题中构建的决策树。

（1）列出针对做决策者可能出现的所有结果。

（2）将这些结果分为短期结果（立即发生的，如药物治疗的副作用）和长期结果（可能发生于很长一段时间之后的，如发生一种心脏相关的疾病）。

（3）试着评估这些与个人相关的健康状态的效用值或倾向。对于不同健康状态用尺度评分法或标准博弈法咨询你的朋友或同事。观察通过不同的方法赋值结果是否相同。

（4）如果你是通过不同的人评估的效用值，请取平均值。给每个结果一个效用值。

（5）在一张表里罗列出在决策模型中所有可能发生结果的组合情况。

（6）计算出所有短期结果的负效用值（用效用值减去1）。

（7）计算每个可能组合结果的效用值。将所有长期结果的效用值相乘减去短期结果的负效用值。

（8）针对你所构建的决策树的每个分支及每个可能的健康状态你需要一个效用值，然后将这些效用值加入到你的决策树上去。

4．计算决策树

拿出你在第3题中构建的决策树，此时决策树中已经有概率值和效用值了。

（1）计算决策树中每个分支的期望效用值。这时你需要系统地在你的决策树中计算，将每步的概率和相应的效用值相乘，然后把各个分支的期望效用值相加。可以参考本章有关案例的计算方法。

（2）当你计算出每个分支的期望效用值后，寻找期望效用值最大的分支，此即你将做的选择（如果你是一位逻辑性、理性的决策者）。

（3）这个选项与你实际做决定要选择的选项相比如何？结果是你所希望看到的吗？为什么？

（4）确定那些难以明确概率值的分支。改变这些赋值，你可以先向下或向上调整赋值，然后重新计算每个分支的效用值。

（5）赋值的改变是如何影响你做决定的？你的决策结果是否改变？对于你

的决策模型,在这里你得到什么启发?

　　当你对结果进行赋值时,是否遇到不同个体对某特定结果赋值的不同(或你的赋值与其他人不同)而影响决策结果的情形?在决策树中改变对效用值的赋值,观察这样是否会影响你所做的决策。在这里你得到什么启发?

第九章 临床急危重症护理决策

学习目标

1. 识记心搏骤停的临床表现及多发伤的概念。
2. 理解循证医学证据的检索与应用。
3. 运用临床护理决策选择心搏呼吸骤停疾病的治疗方案。
4. 运用临床护理决策选择优先的液体复苏通路。
5. 运用临床护理决策选择有机磷杀虫药中毒病人清除尚未吸收毒物方法及洗胃液的方案。

第一节 心搏骤停病人的临床护理决策分析

心搏骤停（cardiac arrest，CA）是指心脏射血功能的突然停止，是心脏性猝死的最主要原因。心搏骤停可由以下 4 种心律失常所引起：室颤、无脉性室性心动过速、无脉性电活动和心室停搏。导致心搏骤停的原因：

1. 心源性原因　①冠状动脉粥样硬化性心脏病；②心肌病变；③主动脉疾病。

2. 非心源性原因　①呼吸停止；②严重的电解质与酸碱平衡失调；③药物中毒或过敏；④电击、雷击或溺水；⑤麻醉和手术意外；⑥其他：某些诊断性操作如心导管检查等。

心搏骤停的发病率呈逐年上升的趋势。《2015 AHA 心肺复苏及心血管急救指南》指出心肺复苏（CPR）是抢救心搏骤停的重要急救技术，早期有效的 CPR 可明显提高心搏骤停病人的救治成功率和生存率。心跳停搏 4 分钟内行心肺复苏，成功率可达 32%，超过 4 分钟，成功率则降至 17%，即"心肺复苏黄金 4 分钟"。CPR 每延迟 1 分钟，成功率下降 7%～10%。

【案例 9-1】

周某，男性，22 岁，"因突发意识丧失"于 2016 年 10 月 20 日 09：38 入院，发病具体时间不详。既往史不详。09:38入院时病人神志丧失，颈动脉无法触及，无自主呼吸，瞳孔散大、固定，心率、血压、指脉氧测不出。对于病人目前状况，病人自己已无意识，无家属陪同，不能自行选择相应的治疗处理方案，每种治疗处理方案都会带来一定的益处和相关的风险，因此医务人员要立即做出合理决策。

【决策问题】

1. 先进行心肺复苏还是先进行除颤。
2. 气管插管时机的选择。

【决策分析过程】

（一）早期有效的CPR可明显提高心搏骤停病人的救治成功率和生存率

引起心搏骤停的4种心律失常中室颤最为常见，而终止室颤最有效、最迅速的方法是除颤。那么对于心搏骤停的病人是早期心肺复苏还是早期除颤，要结合病人的实际临床状况做出最有利的选择尚需专业的判断。

知识链接

院内外急救体系

2015美国心脏协会将心肺复苏急救成人生存链"一分为二"：一链为院外急救体系，另一链为院内急救体系（图9-1，图9-2）。

院外心脏骤停

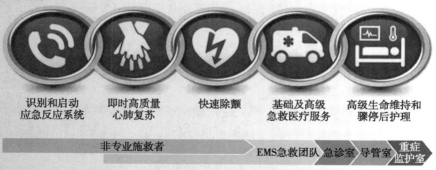

| 识别和启动应急反应系统 | 即时高质量心肺复苏 | 快速除颤 | 基础及高级急救医疗服务 | 高级生命维持和骤停后护理 |

非专业施救者　　　EMS急救团队　急诊室　导管室　重症监护室

图9-1　院外急救体系

手机时代，充分利用社会媒体呼叫施救者，手机等现代化电子设备能够在院外急救中发挥重要作用。

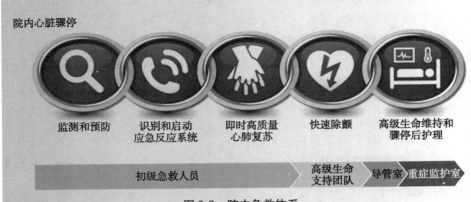

院内心脏骤停

| 监测和预防 | 识别和启动应急反应系统 | 即时高质量心肺复苏 | 快速除颤 | 高级生命维持和骤停后护理 |

初级急救人员　　　　　高级生命支持团队　导管室　重症监护室

图 9-2　院内急救体系

院内急救应以团队形式实施心肺复苏:早期预警系统、快速反应小组(RRT)和紧急医疗团队系统(MET)。

美国心脏学会(AHA)于 2015 年发布了《2015AHA 心肺复苏及心血管急救指南》,指南规定高质量的证据为 A 级,中等质量的证据为 B 级,低质量的证据为 C 级。

1. 当施救者可以立即取得除颤仪(或 AED)　对于成人心搏骤停病人,应尽快使用除颤仪。

2. 若不能立刻取得除颤仪(或 AED)　应该在他人前往获取以及准备除颤仪(或 AED)的时候开始心肺复苏,在设备提供后尽快尝试进行除颤。

结合周某的临床实际情况,周某是院外心搏骤停,入抢救室前分诊护士已经开始给予心肺复苏,入抢救室后,继续心肺复苏的同时,立即准备除颤仪,尽快进行除颤。09:44 除颤仪上显示室颤,遵医嘱予双相波 150J 非同步除颤一次,后立即予以胸外心脏按压开始的 CPR5 个循环。所以周某采取的先心肺复苏的方案。

(二)由于病情比较危急,需要尽快做出选择以抢救病人生命

1. 暂不考虑插管的情况　如果可以在前几分钟成功通过呼吸球囊为呼吸骤停病人通气的话,请不要因插管而阻碍 CPR。

2. 在以下情况下,考虑气管插管

(1)团队无法通过呼吸球囊通气。

(2)团队可以在不阻碍胸外按压的前提下插管。

(3)心搏骤停延续,插管将带来益处,例如:可以缓解施救者疲劳;可以使用定量波形二氧化碳描记。

周某 09：38 入院，至 10：08 共出现了六次室颤，进行了六次除颤，每次除颤后均立即予以胸外心脏按压开始的 CPR5 个循环。10：08 周某床边心电图呈一直线，人工胸外心脏按压已 30min，为了缓解施救者的疲劳，团队在不阻碍胸外心脏按压的前提下予气管插管，深度 22cm，并使用呼气末二氧化碳监测仪，监测心肺复苏的质量，后启用了机械胸外按压装置——萨勃心肺复苏仪。

（唐兆芳）

第二节　多发伤病人的临床护理决策分析

多发性创伤（multiple trauma），简称多发伤，是指在同一致伤因素的作用下，人体同时或相继有两个以上的解剖部位或器官受到创伤，且其中至少有一处是可以危及生命的严重创伤，或并发创伤性休克。多发伤需要与多处伤、复合伤、联合伤相区别。

创伤始终是困扰人类医学的基本问题之一。从理论上讲，社会越进步、科学越发达，创伤的发生率应该越来越低。然而，事与愿违，随着社会的进步，创伤的发生率呈不断上升的趋势。就拿我国的交通事故发生率来说，改革开放二十年来，伴随着交通运输事业的发展，每年交通事故的发生率都在上升，特别是特大交通事故时有发生。据 2010 年卫生部发布的《中国伤害预防报告》显示，我国每年发生伤害约 2 亿人次，死亡 70 多万人，占死亡总人数的 9% 左右，死因从 20 世纪 50 年代的第 9 位已上升至目前的第 5 位。道路交通事故和生产事故是当今我国引发创伤的最主要原因，往往发生严重创伤，且多发生在青壮年，其潜在寿命丧失年数（指平均寿命与死亡时年龄之差）远大于其他疾病。

【案例 9-2】

病人，男，52 岁。因"高处坠落致全身多处伤 5h"于 2016 年 7 月 10 日 16：30 入院，病人 5h 前由 3m 高处坠落，当时有左额部出血，右上肢、臀部疼痛，活动受限，伴全身冷汗，送往当地医院时测量 BP：65/36mmHg，相关检查示：全身多处骨折，心包积血可能。予抗休克治疗后转入我科。既往有肋骨骨折手术史、输血史。否认高血压、糖尿病、肾病病史，否认肝炎、结核等传染病史。否认家族遗传史。相关检查：入院时轻度烦躁，T：35.6℃，BP：78/53mmHg，HR：104 次 /min，SpO_2：72%，CT：右侧髂骨骨折，右侧耻骨上下支、左侧耻骨上支骨折，右侧骶骨多发性骨折，右股骨粗隆间骨折，双肺挫伤伴胸腔积液，左肩胛骨骨折，右侧 2~3 肋骨骨折，左侧多发肋骨内固定术后改变，T_{11} 椎体压缩性骨折，$L_{3、4}$ 横突骨折，心包积血，左眼眶外侧左侧上颌窦侧壁骨折，左顶部皮下血肿，右腕骨折。血常规：白细胞计数：$16.27×10^9$/L，血红蛋白：85g/L，血凝常规：凝血酶时间：53.4s，纤维蛋白原：0.9g/L，血气分析：血乳酸：4.1mmol/L。

【决策问题】

1. 评估、分诊方法的选择。

2. 选择优先的液体复苏通路。

【决策分析过程】

（一）评估、分诊方法的选择

1. 目前主要的评估、分诊方法

（1）目前国内各大医院使用较多的三区四级分诊法：危急（A区）、紧急（B区）、亚紧急和非急症（C区），A区以红色标志代表意为"急救"，B区以黄色标志代表意为"诊查"，C区以绿色标志代表意为"等候诊查"；Ⅰ级——危急症，Ⅱ级——急重症，Ⅲ级——亚紧急，Ⅳ级——非紧急。

（2）初步快速ABC评估

A（airway with cervical spine protection）——在保护颈部的情况下检查气道是否通畅、有无异物等。评估病人是否能说话，如能则气道通畅，如不能则通过看、听、感觉气流来判断气道是否通畅。如无气体流动，立即开放气道。注意保护颈椎。

B（breathing）——呼吸状况。气道通畅得到保障即检查病人的自主呼吸和质量，胸廓有无明显损伤等。

C（circulation with hemorrhage control）——循环情况以及大出血是否有效控制。观察病人皮肤颜色、温度，有无明显出血。如怀疑有外周脉搏缺失时则评估颈动脉搏动，检查和对比双侧颈动脉及桡动脉搏动。如双侧颈动脉及桡动脉搏动均存在，提示收缩压大于80mmHg；如颈动脉搏动存在而桡动脉搏动消失，提示收缩压介于60～80mmHg之间。注意下列情况可能会导致休克，必须尽早识别：腹部压痛，腹部隆起，骨盆不稳定，双侧股骨骨折。

（3）首次评估ABCDE

A——在保护颈部的情况下检查气道是否通畅、有无异物等。

B——呼吸状况。

C——循环情况以及大出血是否有效控制。

D（disability）——失能，意识状况。

E（expose）——暴露受伤部位，但避免冻伤。

以上程序是为了迅速发现威胁生命的因素，避免遗漏。实际上以上的检查步骤往往是同时进行的，如在开放气道的同时即可有效地判断是否有自主呼吸。这些首次评估步骤同样也适合儿童病人和孕妇。

A. 畅通呼吸道

在进行首次病情评估时,必须优先检查呼吸道情况,但在操作时不管颈部是否受到了外力的直接冲击,都要注意保护颈部,以免引起或加重颈部损伤,造成严重后果,最好对所有创伤病人都放置颈托。在确定对颈部有效保护的情况下,清除病人的口腔及气道异物,使呼吸道保持通畅。

B. 呼吸状况

检查呼吸是否正常,有无胸廓塌陷、反常呼吸等情况,如呼吸微弱,则需进行人工呼吸辅助通气。

C. 循环及出血控制情况

1) 正确判断病人血流动力学状态:

①意识状态:当循环血量减少时,脑组织灌注受到影响,从而引起病人意识状态的改变。但是,病人意识状态良好并不说明病人失血量少。

②皮肤颜色及温度:病人皮肤红润温暖,不可能存在血流动力学障碍。相反,皮肤颜色发灰、苍白,四肢末端湿冷,则可能存在组织供血不足。

③脉搏:脉搏规则、有力,血流灌注多正常,相反,可能血容量不足。

2) 出血:在进行初次评估时就要明确出血的部位、速度并及时采取措施止血。常用的止血方法有以下几种:

①加压包扎法:用敷料盖住伤口,再用绷带加压包扎。这种方法在急救中最常用。

②填塞止血法:用消毒的纱布,棉垫等敷料填塞在伤口内,再用绷带,三角巾或四头带加压包扎,松紧度以达到止血为宜,常用于颈部、臀部等较深伤口。

③指压止血法:用手指压迫出血的血管上端,即近心端,使血管闭合阻断血流达到止血目的。适用于头面颈部及四肢的动脉出血急救。

④屈曲加垫止血法:当前臂或小腿出血时,可在肘窝、腘窝内放置棉纱垫、毛巾或衣服等物品,屈曲关节,用三角巾或布带作"8"字固定。注意有骨折或关节脱位时不能使用,因此法伤员痛苦较大,不宜首选。

⑤止血带止血:适用于四肢大血管破裂出血多或经其他急救止血无效者。常用气囊止血带或 1m 左右长的橡皮管;急救时可用布带、绳索、三角巾或毛巾替代,称绞棒止血法。

D. 失能

首次评估在结束前可迅速判断病人神经系统状况。具体方法可参考 AVPU 法(A:反应灵敏;V:对声音有反应;P:对疼痛有反应;U:无反应)。

E. 暴露受伤部位

在进行初次评估时可将病人的衣服去掉,暴露受伤部位,但要注意保暖,不要冻伤。在进行救护过程中,随时注意病人的体温变化。

2. 分诊方法的选择 急诊预检分诊是指快速对急诊病人进行分类以确定治疗或进一步处理的优先次序的过程,即在病人到达急诊室的当时快速予以分类的过程,其目标是在正确的时间、正确的地点对正确的病人实施正确的医疗帮助。在医疗资源相对丰富时,分诊目标是给每个病人以最佳的治疗,当资源短缺时,分诊目标是给最多的人以最力所能及的治疗。前者用于日常急诊分诊,而后者常用于灾害急救的分诊。

(1)三区四级分诊法:即根据病情或伤情,作出评估及时分区就诊。以5大生命体征(体温、脉搏、呼吸、血压、意识活动)作为基础分诊标准,再依据解剖、生理、伤因、病情作为综合分类标准,对急诊病人实施分诊,分诊护士通过与病人及其病人家属几分钟的接触,对病人病情迅速进行评估,将危急(A区)、紧急(B区)、次紧急和非急症(C区)病人分流,显然对于此位已发生休克的病人是不适合的。

(2)初步快速ABC评估:在创伤高级生命支持(advance trauma life support, ATLS)指南中提出:分诊是为了根据病人伤情,合理地利用抢救资源,使所有伤员都能够得到及时正确的治疗。分诊程序应遵循A、B、C原则,快速发现并优先处理威胁生命的情况如呼吸心跳停止、大出血等。只要发现有威胁生命的情况立即停止分诊将病人送至抢救室。故在分诊此位病人时,AB皆通过了,但评估C时发现其桡动脉搏动几乎不能触及,颈动脉亦细数。且面色、口唇苍白,立即将其送至抢救室进一步处理。

(3)首次评估:目的是为了正确地判断伤情与生命体征情况,确立抢救的优先顺序。首次评估必须迅速有效,按照ABCDE的顺序进行,避免遗漏。此位病人如果在发现C存在问题而不立即送抢救室处理,必将延误液体复苏的最佳时机。

(二)选择优先的液体复苏通路

多发伤的急救与护理遵循"先救命,后治伤"的原则。实施VIPCO程序。V:保持呼吸道通畅和充分给氧;I:输液、输血,扩充血容量及细胞外液;P:对心泵功能的监测,尽早发现和处理心源性休克;C:控制出血;O:急诊手术治疗。针对此位病人,作为抢救团队中的护理人员,首先需实施的措施是I,那么应选择周围浅静脉还是中心静脉,或者是骨髓腔穿刺来建立液体复苏通路呢?

1. 目前主要的液体复苏通路

(1)经外周静脉液体复苏通路:经外周静脉建立的通路是目前最常见的液体复苏方式,在临床上被广泛应用。在心肺复苏时外周静脉是首选的给药途径,因该操作快捷易行,又不会干扰胸外按压的进行。复苏时常选用肘部静脉及颈外静脉。

（2）经中心静脉建立的通路：经中心静脉建立的通路可进行快速给药和输液、采集血标本检查和置入中心静脉测压管进行血流动力学监测。当病人未发生心搏骤停时选用颈内及锁骨下静脉置管。中心静脉置管将影响胸外按压的实施。

（3）经骨髓腔内液体复苏通路：骨髓腔可作为快速、安全地给药，输注晶体、胶体和血制品的可靠途径。骨髓腔内置管提供了进入骨内未塌陷静脉丛的通路，且在30～60s内即可完成。适用于从早产儿到成人的所有年龄阶段人群。

2．优先的液体复苏通路的选择

（1）经外周静脉液体复苏通路 优点：操作简单、快速且安全，不干扰人工通气和胸外按压，即使出现血肿也较易发现和进行按压止血，护士熟练掌握。缺点：病人处于低灌注状态时外周血管塌陷，可造成穿刺困难，另外，心搏骤停时药物经外周静脉进入中心循环的时间明显延长，需要1～2min。所以，心肺复苏时，注药后再用20ml液体冲洗管路并抬高该侧上肢。另外由于外周静脉血流量较小，稀释药物的能力差，使用一些高渗或酸碱度异常的药物会导致静脉内膜损伤，出现静脉炎或药物外渗。此病人BP：78/53mmHg，HR：104次/min，外周静脉完全塌陷，故不适合选用外周静脉进行液体复苏。

（2）经中心静脉建立的通路 优点：适用于严重创伤、休克、循环衰竭等危重病人，亦可监测中心静脉压；可输入高渗溶液或强酸碱类药物；当外周静脉塌陷时仍可建立中心静脉。缺点：置管时需要中断心肺复苏；必须由经过培训的医生执行。最重要的是操作时长明显超过浅静脉及骨髓腔通路。2010版《欧洲严重创伤性出血治疗指南》提出：创伤性失血性休克时如能及时解除休克，补足失去的血容量，纠正酸中毒，血压仍可恢复，循环衰竭亦可得到纠正，如低血压时间超过2h，将可能发生弥散性血管内凝血，甚至多器官功能衰竭。对于此病人能够在最短的时间内建立有效的复苏通路才是关键，故不适合选用中心静脉进行早期液体复苏。

（3）经骨髓腔建立的通路 优点：通路建立迅速、有效，为进一步的检查、治疗争取了时间。复苏所用晶体、胶体均可经骨髓腔通路输入，一些诊断性检查，如电解质、血培养、血气分析、血红蛋白含量等标本也可通过此途径获得。缺点：穿刺部位附近有骨折或挤压伤时不可使用。给药后均需5～10ml生理盐水推注，以促使药物快速进入中心循环。如使用黏稠度高的药物或进行快速液体复苏时，需使用加压袋施压以克服静脉阻力。该病人休克时间长，外周血管塌陷，且存在骨盆骨折，左侧肩胛骨骨折，故选择在右侧肱骨近端进行骨髓腔输液。

该病人16：30入急诊，经快速初步评估判断为创伤失血性休克转入抢救室,经骨髓腔输液通路快速液体复苏,至 17:15 左右收缩压已达到允许性低压液体复苏的目标血压值 80~90mmHg,后收入重症监护室继续治疗。

创伤失血性休克所致的死亡占自然灾害、交通事故等各类创伤早期死亡的 30%~40%,及时有效的现场止血、休克预防和急救是提高救治成功率的关键。在急诊室,应快速检查、迅速判定是否还存在活动性出血及休克程度,尽快进行液体复苏。对有活动性出血的非控制性出血休克病人推荐采用允许性低压复苏。在急救过程中,建立血管通路时应尽早考虑使用骨髓腔内血管通路。同时,积极防治严重创伤的致死三联征(低体温、酸中毒、凝血功能障碍)。

(邱兰峰 李小勤)

第三节 目标体温监测中的临床护理决策分析

【案例 9-3】

病人,男,59 岁,因"车祸致头面部创伤 6h"入院。头颅 CT 提示:蛛网膜下腔出血,右侧颞骨骨折,颅底多发骨折。入院查体:T:37.2℃;P:78 次/min;R:18 次/min;BP:130/80mmHg,神志清,右侧头面部肿胀,右侧眼眶青紫肿胀,两侧瞳孔等大等圆,直径 2.5mm,对光反射存在,心肺听诊正常,腹部无压痛反跳痛,病理反射未引出。病人入院后第三天早晨突发心搏呼吸骤停,大动脉搏动消失,血压测不出,立即给予心肺复苏。由于面部多处骨折加之肥胖导致常规气管插管失败,遂行气管切开。经过抢救,病人恢复自主心跳及呼吸,心电监护提示 SpO_2:100%,心率:120 次/min,血压:120/60mmHg,但仍为浅昏迷,双瞳不等,左侧直径 2.5mm,对光反射迟钝,右侧直径 3.5mm,对光反射消失。将病人转入监护室给予机械通气,营养脑神经,脱水降颅内压等内科保守治疗。病人虽经及时抢救恢复自主循环,但仍存在意识障碍,为了最大限度恢复神经功能,决定应用体温控制仪进行"目标温度管理"。一周后病人神志转清,瞳孔对光反应灵敏,双眼视物清楚,四肢活动可,肌力 5 级,生理反射存在,病理反射未引出。

【决策问题】

1. 病人发生了什么?该如何应对?
2. 如何做好呼吸支持?立即行气管插管还是球囊面罩辅助通气?

【决策分析过程】

1. 病人发生心搏呼吸骤停,立即摇平床头,移除枕头,边做胸外心脏按压边呼叫其他医护人员前来援助。

2. 病人呼吸停止,面色青紫,予双下颌上提法开放气道后球囊面罩辅助通气,待 SpO₂ 上升至 90% 以上再行气管插管。该病人体型肥胖,颈部粗短且面部多发骨折,属于困难气道,可在球囊面罩维持氧合的同时向麻醉科寻求援助。

【个案发展】

该病人体型肥胖,颈部粗短且面部多发骨折,暴露声门困难,属Ⅳ级困难气道,经可视喉镜插管 2 次均失败。紧急床边行气管切开术,接呼吸机辅助通气。病人经抢救心跳恢复,心电监护提示:P:120 次 /min;R:26 次 /min;BP:120/60mmHg;SpO₂:100%,浅昏迷,稍有躁动,双瞳不等,左侧瞳孔直径 2.5mm,对光反射迟钝,右侧瞳孔直径 3.5mm,对光反射消失。

【决策问题】

1. 该病人气管插管失败,怎么办?
2. 如何保证在心肺复苏的同时行气管切开术?
3. 自主循环恢复后需不需要进行镇静、亚低温脑保护?用什么措施?
4. 降温温度选择?

【决策分析过程】

1. 行环甲膜穿刺或气管切开。
2. 合理分工、团队复苏:1 人负责球囊面罩通气(或 1 人负责开放气道、双 CE 手法固定面罩,另 1 人挤压球囊通气),2 人负责交替进行胸外心脏按压,2 人分站病人颈部两侧进行气管切开,1 人遵医嘱用药并做好监测和记录。
3. 病人气管切开成功后接呼吸机辅助通气,稍有躁动,有意外拔管的风险,还可能引发人机对抗,导致通气效果差,使用镇静评分(SAS),如在 5 分以上汇报医生使用镇静剂,并控制镇静深度,镇静评分(SAS)在 3~4 分。病人虽经抢救恢复自主循环,但仍存在意识障碍,为了最大限度恢复神经功能,需要进行低温脑保护。《2015 年 AHA 心肺复苏和心血管急救指南》采用了"目标温度管理"(targeted temperature management,TTM)的概念。心搏骤停(CA)后 TTM 就是应用物理方法把体温快速降到既定目标水平,并维持在恒定温度一段时间后缓慢恢复至基础体温,并且避免体温反弹的过程。目标温度控制仪具有快速降温,精准控温,缓慢复温的优点。
4. 为减少低温带来的不良反应如心律失常等,选择 36.0℃。
一周后病人神志转清,瞳孔对光反应灵敏,双眼视物清楚,四肢活动可,肌力 5 级,生理反射存在,病理反射未引出。

在国外，TTM 已经成为 CA 病人自主循环恢复（return of spontaneous circulation，ROSC）后的常规治疗手段，但在国内还没有得到很好的普及和规范。2016 年 8 月，中华急诊医学杂志发表的《心脏骤停后目标温度管理专家共识》为国内医护人员将 TTM 更好地应用于临床提供了很好的规范。

《心脏骤停后目标温度管理专家共识》给出了以下推荐：

[**推荐意见 1**]：ROSC 后仍昏迷病人进行 TTM，目标温度控制在 32～36℃ 之间的一个恒定值。

[**推荐意见 2**]：TTM 时低温脑和全身性保护的可能机制包括降低脑代谢、保护血脑屏障、减轻脑水肿、降低脑热稽留、改善脑对缺氧的耐受性、减轻氧化应激、抑制免疫反应和炎症、抗凝效应等多方面。

[**推荐意见 3**]：无论是否为心源性 CA（包括初始心律为可除颤心律或不可除颤心律的院外 CA 以及院内 CA），成人病人 ROSC 后仍然昏迷（对于指令无反应者），尽早开始 TTM。

[**推荐意见 4**]：TTM 没有绝对禁忌证。严重的感染以及感染性休克、难以控制的出血、顽固性休克是 TTM 的相对禁忌证。

[**推荐意见 5.1**]：TTM 的根本是温度控制，国内外常应用于 TTM 有体表降温和血管内低温温度管理系统。TTM 的体表降温方法，如体温控制仪降温的效果理想，可快速达到和维持恒定的目标温度，缓慢复温。

[**推荐意见 5.2**]：TTM 开始越早越好；但对于院外 CA 病人 ROSC 后不推荐常规即刻输冷盐水低温治疗；其他的低温治疗策略和复苏中低温治疗在院外 CPR 时的应用目前研究尚不充分，证据不多，有待进一步研究证实。

[**推荐意见 5.3**]：对于 CA 后进行的 TTM，核心温度应控制在 32～36℃ 之间一个恒定的目标温度。

[**推荐意见 5.4**]：目标温度的持续时间应至少 24h。

[**推荐意见 5.5**]：复温速度应该控制在每小时 0.25～0.5℃，复温以后也应该把核心体温控制在 37.5℃以下，至少维持到复苏后 72h。

[**推荐意见 5.6**]：关注 TTM 诱导期、维持期、复温期各时间段目标控制管理的方法，可能出现并发症的风险等。

[**推荐意见 6**]：TTM 时可能出现的上述不良反应和并发症均是可控的；在进行 TTM 时应对病人进行严密监护和积极的对症处理，尽可能避免或减少并发症和不良反应的发生。

《共识》的推荐意见中指出作为 TTM 的体表降温措施，体温控制仪的降温效果较理想。本例病人及时应用了该目标温度管理系统，临床观察发现病人的颅脑神经功能恢复良好。作为个案报道，本病例尚不能充分证明该温控系统比传统降温措施在改善病人预后方面有优势，有待进一步临床研究。

目前国内有关体温控制仪临床应用的报道较少,但有国外学者做了相关的临床研究。Sadaka 等学者在严重脑外伤病人临床治疗过程中对比了体温控制仪和传统降温措施(如退热药、降温毯)在控制病人体温方面的临床效果。研究发现体温控制仪可以很好满足快速降温,精准控温,缓慢复温的 TTM 治疗要求。数据显示,其在病人的热负荷控制及临床预后方面表现更好(图 9-3,图 9-4)。

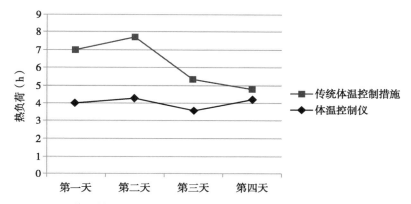

图 9-3 体温控制仪和传统控温措施在病人热负荷控制效果上的比较

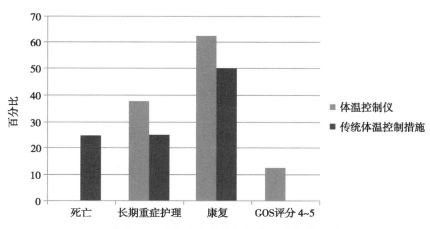

图 9-4 体温控制仪组和传统控温措施组病人的预后比较

体温控制仪的温控系统引入国内时间不长且费用较高,限制了其在国内的大规模临床普及,希望早日出现性价比高的国产精准温控系统以便使 TTM 技术让更多的国内病人受益。

(陈 都 李小勤)

第四节　有机磷杀虫药中毒病人的临床护理决策分析

有机磷杀虫药（organophosphorous insecticides）是当今生产和使用最多的农药，品种达百余种，大多属于剧毒及高毒类。其性状多呈油状或结晶状，色泽呈淡黄色至棕色。稍有挥发性，且有蒜味。一般难溶于水，不易溶于多种有机溶剂，在酸性环境中稳定，在碱性条件下易分解失效。但甲拌磷和三硫磷耐碱，敌百虫遇碱则变成毒性更强的敌敌畏。

【案例 9-4】

王先生，男，29 岁，因自服甲胺磷 200ml 后 30min 余入院，既往体健。入院时 T：37.5℃，HR：78 次 /min，BP：125/76mmHg　R：22 次 /min。神志清，双侧瞳孔 2.0mm，等大等圆，对光反应灵敏，情绪不平稳。口腔唾液较多，腋下潮湿，听诊肺部有湿啰音。

【决策问题】

1. 清除尚未吸收毒物方法的选择。
2. 洗胃液的选择。

【决策分析过程】

食入性中毒的常用急救措施有：催吐、洗胃、导泻、灌肠、使用吸附剂等方法。毒物清除越早、越彻底，病情改善越明显，预后越好。

（一）清除尚未吸收毒物方法的选择

1. 目前主要清除尚未吸收毒物的方法

（1）催吐体位：催吐时病人取左侧卧位，头部放低，臀部略抬高，以防止呕吐物被吸入气管发生窒息或吸入性肺炎。方法：用压舌板、匙柄或指甲不长的手指等刺激咽后壁或舌根以催吐，注意动作轻柔，避免损伤咽部。如胃内容物过于黏稠，不易吐出，可让病人先喝适量微温清水、盐水或选用其他解毒液体，然后再进行催吐。如此反复，直至吐出液体变清为止。适应证：病人神志清醒，没有催吐禁忌证，均须做催吐处理，可尽早将胃内大部分的毒物排出，达到减少毒物吸收的目的。禁忌证：昏迷、惊厥、腐蚀性毒物中毒、食管胃底静脉曲张、主动脉瘤、消化性溃疡病者，年老体弱、妊娠、高血压、冠心病、休克者。注意空腹病人应先饮水 500ml，以利于催吐。

（2）洗胃体位：昏迷者取平卧位头偏向一侧或左侧卧位。洗胃液：可根据毒物的种类不同，选用适当的洗胃液，如胃黏膜保护剂、溶剂、吸附剂、解毒剂、中和剂等。适应证：服毒后 6h 内洗胃效果最好。但当服毒量大、所服毒物吸收后可经胃排出、能持续释放毒素、具有凝集作用、吸收缓慢的毒物、胃蠕动功能减弱或消失时，由于大部分毒物仍残留于胃内，即使超过 6h，多数情况下仍需洗胃。对昏迷、惊厥病人洗胃时注意保护气道，避免发生误吸。禁忌证：吞服腐蚀性毒物，正在抽搐、大量呕血者，原有食管胃底静脉曲张或上消化道大出血病史者。

（3）导泻：洗胃后拔胃管前由胃管内注入导泻药以清除进入肠道内的毒物。导泻常用硫酸钠或硫酸镁。一般不用油脂类泻药，以免促进脂溶性毒物的吸收。严重脱水及口服强腐蚀性毒物的病人禁止导泻。镁离子吸收过多，对中枢神经系统有抑制作用，严重肾功能不全、呼吸衰竭、昏迷、磷化锌或有机磷杀虫药中毒晚期者不宜使用。

（4）灌肠：除腐蚀性毒物中毒外，适用于口服中毒超过 6h、导泻无效者及抑制肠蠕动的毒物中毒病人。一般用温盐水、清水或 1% 温肥皂水连续多次灌肠，以达到有效清除肠道内毒物的目的。

2．该病人清除尚未吸收毒物方法的选择

（1）催吐：此位病人神志清醒，年纪轻，既往体健，但情绪不平稳，不能配合催吐法。口服催吐法不能彻底清除毒物，受病人主观能动性影响大，且难以判断毒物清除是否彻底，结合此病人情绪不稳，主观上不愿配合催吐，所以未采取口服催吐法。

（2）洗胃：对口服有机磷杀虫药病人，洗胃要及早、彻底和反复进行，直至洗出液澄清无味为止。体位：在和病人及家属充分沟通取得配合后，取左侧卧位洗胃。有研究认为，采用变换体位法可避免形成洗胃死腔。具体方法为：先采取左侧卧位，洗胃至洗出液澄清，再将病人变换为平卧位和右侧卧位，继续洗胃至洗出液澄清无味。

（3）导泻：因此病人服毒时间为 30min 余，故未采取导泻的方法。

（4）灌肠：此位病人中毒 30min 余，时间尚早，而灌肠适用于口服中毒时间超过 6 小时者。

（二）洗胃液的选择

1．根据食入毒物种类不同，选择适当的洗胃液。

（1）胃黏膜保护剂：对吞服腐蚀性毒物者，用牛奶、蛋清、米汤、植物油等保护胃肠黏膜。

（2）溶剂：脂溶性毒物（如汽油、煤油等）中毒，先口服或胃管内注入液体石蜡 150～200ml，使其溶解而不被吸收，然后进行洗胃。

（3）吸附剂：可吸附毒物以减少毒物吸收，主要作用为氧化、中和或沉淀毒物。药用炭是强力吸附剂，可吸附多种毒物，其效用有时间依赖性，应在摄毒

60 分钟内给予。

（4）解毒剂：通过与体内存留的毒物发生中和、氧化、沉淀等化学反应，改变毒物的理化性质，使毒物失去毒性。如有机磷杀虫药食入中毒者使用碳酸氢钠或高锰酸钾洗胃则是利用了这一特性。

（5）中和剂：对吞服强腐蚀性毒物的病人，洗胃可引起消化道穿孔，一般不宜采用，但可服用中和剂中和，如吞服强酸时可用弱碱（如镁乳、氢氧化铝凝胶等）中和，强碱可用弱酸类物质（如食醋、果汁等）中和。

（6）沉淀剂：有些化合物可与毒物作用，生成溶解度低、毒性小的物质，因而可用作洗胃剂。乳酸钙或葡萄糖酸钙与氟化物或草酸盐作用，可生成氟化钙或草酸钙沉淀；生理盐水与硝酸银作用生成氯化银沉淀。

2. 洗胃液的选择　针对有机磷杀虫药食入中毒病人，可选择以下几种洗胃液，视毒物种类及个体情况而定。

（1）有文献报道，短时间内大量的清水进入机体，因水分大量吸收而致低钠血症，可能是导致脑水肿、肺水肿的主要机制。使用 0.45% 氯化钠洗胃，经胃肠吸收入血后相对低于晶体渗透压，所以产生极强的利尿作用，促进毒物排泄，又不致产生溶血反应。

（2）2%～4% 碳酸氢钠溶液的优点是无刺激性，能使有机磷很快分解破坏而失去毒性，但敌百虫遇碱性药物可分解成毒性更强的敌敌畏。故敌百虫不可用碳酸氢钠洗胃。此病人为甲胺磷中毒，故选择 2%～4% 碳酸氢钠溶液，既无刺激，又具有解毒作用。

（3）对硫磷（1605）、内吸磷（1059）、乐果（4049）禁用高锰酸钾洗胃，否则可氧化成毒性更强的物质。

急性有机磷杀虫药中毒病人在维持有效通气和循环功能的前提下，洗胃要及早、彻底、反复进行，直到洗出液无色无味为止。若不能明确杀虫药种类，则推荐使用清水或 0.45% 盐水彻底洗胃。敌百虫中毒时忌用碳酸氢钠溶液和肥皂水洗胃，乐果中毒时禁用高锰酸钾洗胃。洗胃过程中密切观察病人生命体征的变化。

该病人神志清醒，情绪不稳定，已知口服甲胺磷 200ml 30min，生命体征平稳，虽口腔分泌物较多，但呼吸道通畅，在严密监护下予 2%～4% 碳酸氢钠溶液洗胃，至洗出液无色无味，共 10 000ml。洗胃同时建立静脉通路给予阿托品及胆碱酯酶复能剂等解毒、支持治疗。病人经阿托品化及对症输液治疗后生命体征稳定，后收入急诊内科病房继续救治。

（李小勤）

爱上思考：

1. 如果启用机械胸外按压装置半小时后，病人仍无生命迹象，仍未联系上家属，后续治疗方案又该如何选择？

2．如果你上班时碰到群体伤病人你该如何选择评估分诊方案？

3．如果有病人入院时外周静脉充盈，你该如何选择液体复苏通路方案？

4．有机磷杀虫药经食入中毒时间已超过6h，仍需要洗胃吗？为什么？

5．如果病人所服毒物为敌百虫，洗胃液应如何选择？

1. 识记瘢痕妊娠的病因、高危因素和临床表现,运用临床护理决策提供相应的护理措施。

2. 识记循证医学证据的检索及应用。

3. 理解卵巢囊肿蒂扭转的临床表现,运用临床护理决策选择剖宫产术后再次妊娠分娩方式及 HBV 携带产妇婴儿喂养方式。

4. 理解新生儿坏死性小肠结肠炎的病因、临床表现、Bell 分级及治疗预后、相关并发症。

5. 运用临床护理决策选择新生儿坏死性小肠结肠炎的治疗方案。

第一节　瘢痕子宫妊娠大出血病人的临床护理决策分析

子宫瘢痕处妊娠(cesarean scar pregnancy,CSP)是指妊娠组织着床种植于既往剖宫产瘢痕处,是一种较为少见的异位妊娠类型,也是剖宫产术后远期潜在的严重并发症。发生率为 1∶2216～1∶1800,占有剖宫产史妇女的 1.15%,占有前次剖宫产史妇女异位妊娠的 6.1%。瘢痕妊娠病人如果不能得到及时、有效的治疗,将会面临大出血、子宫破裂甚至危及生命的风险。瘢痕妊娠病因目前尚不清楚,尚无规范的统一治疗指南。

多数学者认为徒手胎盘去除术、剖宫产、人工流产、子宫肌瘤切除、辅助生殖技术甚至宫内节育器的植入等均可以破坏子宫内壁,导致子宫内膜形成切口瘢痕处的微小裂隙通道,裂开的子宫肌层不能完全修复或者沿着子宫瘢痕纤维化,纤维化的发生导致血管供应贫瘠,胚胎滋养层向瘢痕深层或周围的空腔内膜生长,寻找更多的营养供给。CSP 在早期并无特异性的临床表现,与宫内早孕、先兆流产、宫颈妊娠和恶性滋养细胞肿瘤相似,病人均有停经史,尿 HCG 阳性,血 β-HCG 升高,且多伴有阴道不规则流血和轻微下腹痛,但是仍有约 1/3 的患者无任何症状。经阴道超声检查是诊断 CSP 最主要的手段,MRI 可通过多维图像明确孕囊位置。此外,也可以通过宫腔镜、腹腔镜和病理组织学进行辅助诊断。

【案例 10-1】

　　钱女士,女,35 岁,因"二次剖宫产术后六月余,阴道出血一周,增多两小时"急诊入院。病人平素月经规则,(3～4)/30d,量中,无痛经。2-0-0-2,病人2004 年在某院剖宫产一子,2016 年 1 月于该院再次剖宫产一女,术中未行输卵管结扎,产后予母乳及人工混合喂养,2016 年 6 月 2 日月经正常复潮。一周前(2016.8.26)病人无诱因出现少量阴道流血,色暗红,无明显腹痛,未予重视,当晚(2016.8.28)18:00 左右病人被小儿意外踢中下腹后出现阴道大量流血,伴大块血块流出,末次月经:2016 年 8 月 26 日,自诉两小时湿透 5 片夜用卫生巾,头晕,无胸闷心悸,无恶心呕吐等。入院时,T:36.0℃,P:106 次/min,R:24 次/min,BP:89/54mmHg,神志清、全身皮肤发白、四肢稍冷。HCG:26 103.3mIU/ml,Hb:86g/L,查 B 超提示:宫腔内见 38mm×18mm 不均质稍增强回声,下段见胚囊样回声,大小 36mm×28mm×28mm,紧贴前壁基层切口处,其内似见卵黄囊及少许胚芽样回声。外阴常规消毒后阴查:阴道检查有大量积血块,约 200ml,清除血块后见宫颈口闭,宫腔持续性出血。入院后即予心电监护、开通两路静脉,并予扩容止血治疗,留置尿管。初步诊断为瘢痕妊娠。对于病人目前状况,治疗瘢痕妊娠的每种治疗方案都会带来一定的益处和相关的风险,病人与家属不知如何选择相应的治疗方案,于是向医务人员咨询求助。

【决策问题】

　　1. 失血量的评估。
　　2. 该病人治疗方案的选择。

【证据检索】

（一）失血量的评估

　　目前在救治大出血患者时失血量估计不足,漏诊隐性出血普遍存在,提高大出血的救治水平关键在于失血量的准确及时估算。

　　钱女士急诊入院时已处于休克代偿期,从案例可知病人属于失血性休克,需要迅速补充血容量,在补充血容量的同时需要我们准确估算失血量,因为失血量的估计对进一步处理极为重要。查找相关文献,大都是阐述产后失血量的估算,借鉴产后失血量估算方法分析,寻找最适合估算该病人出血量的方法。

　　1. 生命体征估测法　休克早期会有烦躁不安、口渴、血压下降、脉细快,面色苍白或轻度发绀，四肢湿冷等症状；当休克加重时表情淡漠，反应迟钝，血压继续下降，脉搏减慢，瞳孔散大，面部白肿，无尿。患者出现出血性休克，生命体征、尿量和精神状态各指标方面都会有所体现，表 10-1 列举了失血性休克的分级。

表 10-1　失血性休克的分级

分级	出血（%）	心率（bpm）	BP	脉压	R（bpm）	尿量（ml/h）	神经系统
I	<20	正常	正常	正常	14-20	>30	正常
II	20-30	>100	稍下降	偏低	20-30	20-30	不安
III	30-40	>120	下降	低	30-40	5-20	烦躁
IV	>40	>140	显著下降	低	>40	无尿	昏迷

2．称重法　称重法是收集被血浸湿的棉垫、纱布等通过出血前后的重量差来计算失血量。失血量（ml）=（血液污染的敷料总重量 - 原干净敷料重量）g/1.05（血液比重）。此法较适用于出血量较多时。缺点是出血量少时误差大，不适用于出血量少于 50ml 的患者。

3．容积法　直接测量容积是最古老的估测出血量的方法，只需要用容器收集和测量出血量。当然也需要目测部分沾染在手套、衣物等物品上的出血。需要有刻度的容积器皿测量，适用于比较容易拾起和收集的血块、血液。

4．面积法　是指血液流在护垫上形成的面积。较适用于流血量不多，用卫生护垫的患者。缺点是卫生垫浸湿的面积越大误差就越大，只适用于出血量小于 40ml 的患者。

5．休克指数法（shock index，SI）　休克指数 = 脉率 / 收缩压（mmHg），SI=0.5 为正常：SI=1 时则为轻度休克，估计失血量 1000ml；1.0～1.5 时，失血量约为全身血容量的 20%～30%，估计失血量 1000～1500ml；1.5～2.0 时，约为 30%～50%，估计失血量 1500～2500ml；若 2.0 以上，约为 50% 以上，估计失血量在 2500ml 以上，重度休克。

6．血红蛋白测定　血红蛋白（Hb）水平每下降 10g/L，失血量为 400～500ml。但血红蛋白水平不能反映出目前患者的血循环状态。

（二）治疗方案的选择

目前尚未建立针对 CSP 的通用治疗指南，CSP 治疗原则是早诊断、早终止和早清除，目标是保持生育能力，并预防危及生命的并发症。而无论采用何种方案，均有一定的风险性，因此要结合病人的实际临床状况做出最有利的选择尚需专业的判断。

针对上述问题，按照循证实践证据检索原则，依次查找有关的临床指南、系统评价（SR）和设计良好的大样本随机对照试验（RCT）。如果没有，则依次补充小样本 RCT、非随机对照试验（CCT）。

计算机检索 MEDLINE、EMBASE、Cochrane Library 及 pubmed，收集相关临床实践指南、系统评价和试验研究。主题词、关键词：（（cesarean scar pregnancy OR（cesarean scar AND ectopic pregnancy）OR cesarean scar ectopic pregnancy OR（cesarean scar complications AND pregnancy）OR（previous cesarean scar AND pregnancy）））OR（cesarean scar pregnancy OR（cesarean scar AND ectopic pregnancy）OR cesarean scar ectopic pregnancy OR（cesarean scar complications AND pregnancy）OR（previous cesarean scar AND pregnancy）），检索年限截至 2016 年。

纳入标准：

1. 有五名或更多 CSP 女性的研究。

2. 排除综述和评论文章。

3. 初级/一线治疗和必要的二级治疗充分描述。

4. 治疗效果与并发症充分描述。

【循证结果】

最初确定的 1 492 篇文章中只有 54 篇研究符合要求，包括 4 篇随机对照试验、48 篇病例报道、1 篇系统评价，但绝大多数研究证据水平偏低。英文文献占 30% 左右。

剖宫产瘢痕妊娠仍然是罕见的诊断，并且关于 CSP 的现有文献大多为观察性或诡辩性的，同时对该术语的定义仍不明确。CSP 的治疗应该是依据循证证据并聚焦于预防严重并发症和生育保护。然而在进行广泛的文献检索时发现无法对可用数据执行分析，主要由于不同治疗方法的差别很大。Kathrine Birch Petersen 等通过系统评价建议应基于 52 项研究的质量评价，推荐采用以下五种治疗方式：经阴道方法切除 CSP、腹腔镜检查、子宫动脉栓塞 + 宫腔镜检查、子宫动脉栓塞 + 清宫术、宫腔镜手术，但仍然未明确指出统一的治疗模式。因此，在结合循证医学、我国国情的基础上，2016 年中华医学会计划生育学分会制定了"CSP 诊治共识"，以指导临床工作，规范临床诊疗行为，专家共识如下：

（一）药物治疗

目前，较为公认的治疗药物是甲氨蝶呤（methotrexate，MTX），MTX 治疗早孕期 CSP 的适应证：

1. 生命体征平稳，血常规、肝肾功能基本正常。

2. 不愿意或不适合手术治疗的早孕期 CSP 病人。孕周越小，β-hCG 水平越低,成功率越高。

3. Ⅱ型和Ⅲ型 CSP 病人在行清宫手术或 CSP 妊娠物清除手术前的预处理,可及时阻止妊娠的进一步发展,降低术中出血的风险。

4. 手术治疗后血 β-HCG 水平下降缓慢或再次升高,不适合再次手术的病人,可采用 MTX 保守治疗。研究结果显示,无论单独应用 MTX 或联合 UAE,治疗 CSP 具有一定的效果,但治疗总时间长,并且有治疗失败的可能,成功率在 71%~83%。单独药物治疗不作为首选。

(二)子宫动脉栓塞术(UAE)

适用于针对 CSP 终止妊娠的手术时或自然流产时发生大出血需要紧急止血;Ⅱ型和Ⅲ型 CSP,包块型血液供应丰富者,手术前预处理行 UAE,以减少清宫手术或 CSP 妊娠物清除手术中的出血风险。但需要注意以下几点:

1. 剖宫产术后子宫下段可出现异生血管,故 UAE 较其他情况更困难。栓塞剂使用量大,术后发生栓塞剂脱落的风险增高。栓塞不完全的概率增加,术中止血的保障功效下降。

2. 建议使用新鲜明胶海绵颗粒(直径 1~3mm),栓塞双侧子宫动脉,如有其他髂内动脉分支供血,可栓塞髂内动脉前干。

3. 建议在 UAE 后 72h 内完成清除 CSP 妊娠物的手术清除操作,以免侧支循环建立,降低止血效果。

(三)手术治疗

手术方法分为清宫手术(超声监视下清宫手术、宫腔镜下妊娠物清除术等)、妊娠物清除术及子宫瘢痕修补术、子宫切除术。选择各种手术治疗方法需依据分型、发生出血的危险因素以及患者的生育要求。有出血高风险时可在手术前进行预处理,如 MTX 治疗或 UAE。

1. 超声监护下清宫手术 适应于生命体征平稳,孕周 <8 周的Ⅰ型 CSP。Ⅱ型、Ⅲ型 CSP 以及孕周≥8 周的Ⅰ型 CSP 如行清宫手术前需进行行术前预处理,如 UAE 或 MTX 治疗,以减少术中出血。对于孕周 <8 周的Ⅰ型 CSP 术前也应做好随时止血及 UAE 的准备。Ⅱ型、Ⅲ型 CSP 以及孕周≥8 周的Ⅰ型 CSP 均应先预防性行 UAE 后,再行超声监视下清宫手术。对于Ⅲ型,特别是Ⅲ型中的包块型 CSP,子宫瘢痕处肌层厚度菲薄、并明显凸向膀胱者,清宫手术风险较大,发生残留、出血的风险均增加,不建议行清宫手术,可选择妊娠物清除术及子宫瘢痕修补术。

2. 宫腔镜下 CSP 妊娠物清除术 文献报道,对Ⅰ型 CSP 采用宫腔镜下妊娠物清除术,取得了一定的效果,但缺乏更多的临床数据,同时,宫腔镜对施术者要求高,术中如联合超声监视,可降低手术并发症的风险。但宫腔镜下妊娠物清除术无法修复薄弱的子宫前壁瘢痕处的肌层。

3. CSP 妊娠物清除术及子宫瘢痕修补术　适用于Ⅱ型和Ⅲ型 CSP，特别是Ⅲ型中的包块型，子宫前壁瘢痕处肌层菲薄，血流丰富，有再生育要求并希望同时修补子宫缺损的患者。手术方式可以通过开腹、腹腔镜，也有报道可经阴道完成，手术者可根据患者的情况及自身的手术技术水平选择合适的手术途径，术前应充分评估术中出血的风险，可行预防性 UAE，尽管经阴道途径可完成妊娠物清除术及子宫瘢痕修补术，但要求术者有丰富的经阴道手术的经验。阴道操作空间小，对于妊娠周数超过 10 周或包块直径 >6cm 者则不宜选择经阴道手术。

4. 子宫切除术　在紧急情况下为挽救病人生命或病人无生育要求时的选择，可选择开腹或腹腔镜途径。

知识链接

CSP 的分型

根据超声检查显示的着床于子宫前壁瘢痕处的妊娠囊的生长方向以及子宫前壁妊娠囊与膀胱间子宫肌层的厚度进行分型。此分型方法有利于：

临床的实际操作。Ⅰ型：①妊娠囊部分着床于子宫瘢痕处，部分或大部分位于宫腔内，少数甚或达宫底部宫腔；②妊娠囊明显变形、拉长、下端成锐角；③妊娠囊与膀胱间子宫肌层变薄，厚度 >3mm；④ CDFI：瘢痕处见滋养层血流信号（低阻血流）。Ⅱ型：①妊娠囊部分着床于子宫瘢痕处，部分或大部分位于宫腔内，少数甚或达宫底部宫腔；②妊娠囊明显变形、拉长、下端成锐角；③妊娠囊与膀胱间子宫肌层变薄，厚度 ≤3mm；④ CDFI：瘢痕处见滋养层血流信号（低阻血流）。Ⅲ型：①妊娠囊完全着床于子宫瘢痕处肌层并向膀胱方向外凸；②宫腔及子宫颈管内空虚；③妊娠囊与膀胱之间子宫肌层明显变薄、甚或缺失，厚度 ≤3mm；④ CDFI：瘢痕处见滋养层血流信号（低阻血流）。

【临床决策（证据应用）】

本例病人 35 岁，为子宫瘢痕妊娠疾病。根据上述循证证据，结合病人的实际情况和征求病人家属的意见后，为病人制订了个体化的治疗策略：在病人病情允许的情况下，应在紧急情况下行子宫动脉栓塞术（UAE），达到预防止血及减少术中出血的作用；72h 内行再行超声监视下清宫手术。

【效果评价】

钱女士行介入双侧子宫动脉栓塞术后，阴道流血少，生命体征平稳。完善

MRI 和 B 超，确诊子宫瘢痕妊娠，于 2016 年 8 月 30 日在腰麻 B 超监视下行瘢痕妊娠物电切术，术后生命体征平稳，HCG 指标下降满意，于 2018 年 9 月 5 日出院。

（周　英）

第二节　产科病人的临床护理决策分析

【案例10-2】

李女士，女，32 岁，本科文化，职员，汉族，已婚。2011 年因"臀位"在医院剖宫产娩一男婴，3250g，健在。2015 年 8 月 6 日参加单位组织的常规体检，其中有胸透检查，一周后发现自己怀孕了，末次月经是 2015 年 7 月 10 日。李女士和丈夫及家人都非常想生二孩，但由于听说怀孕早期接触放射线，会导致胎儿畸形。因此对于自己是否应该继续妊娠抱有疑问，李女士和丈夫特地向母婴护理专科护士咨询求助。

【决策问题】

确定是否继续妊娠。

【决策分析过程】

孕妇及家属的疑惑源自于此次怀孕早期在不知情的情况下使胎儿暴露于电离辐射的风险担忧。胎儿暴露于电离辐射的风险与检查时孕周及辐射剂量有关，如非常高的暴露（大于 1Gy）发生在胚胎发育早期，其对胚胎是致命的，但在实际的诊断性成像中并不会使用如此高的剂量。1Gy（1000mGy=1Gy）相当于辐射授予每千克质量组织或器官的能量为 1 焦耳，即 1Gy=1 焦耳 / 千克。当辐射剂量低于 50mGy 时，尚无报道表明存在胎儿畸形、生长受限及流产的风险，而 50mGy 已大于诊断性 X 线检查的曝光范围。

美国妇产科医师学会（the American College of Obstetricians and Gynecologists，ACOG）于 2016 年发布的第三版《妊娠期及哺乳期影像学检查安全性指南》中列出了辐射所致畸形与孕周及辐射剂量的关系，以及常见放射学检查时胎儿辐射剂量，详见表 10-2 和表 10-3。

依据李女士的末次月经时间推算，李女士参加体检时正是胚胎种植前（受精后 0～2 周），其接受的胸片检查属于放射学检查中的极低剂量检查，胎儿辐射剂量仅为 0.0005～0.01mGy，远远低于此时期接受辐射对胎儿造成影响的估计阈值剂量 50～100mGy。且在此时期内胎儿暴露于电离辐射对胎儿的影响是"全或无"

的：一是胚胎接受了全部不利影响，导致自然流产；二是胚胎没有受到不利影响，正常地生长下去。李女士及家人了解到这些知识后，决定坦然面对，顺其自然。

表 10-2　辐射所致畸形与孕周及辐射剂量的关系

孕周	影响	估计阈值剂量
妊娠时期		
种植前（受精后 0～2 周）	胚胎死亡或无影响（全或无）	50～100mGy
器官形成期（受精后 2～8 周）	先天性异常（骨骼、眼、生殖器）	200mGy
	生长受限	200～250mGy
胎儿期		
8～15 周	重度智力障碍（高风险）	60～310mGy
	智力缺损	每 1000mGy 使智商降低 25
	小头畸形	200mGy
16～25 周	重度智力障碍（低风险）	250～280mGy

表 10-3　常见放射学检查时的胎儿辐射剂量

检查类型	胎儿剂量（mGy）
极低剂量检查（<0.1mGy）	
颈椎 X 线检查（正位和侧位）	<0.001
四肢 X 线检查	<0.001
钼靶摄影（两个方位）	0.001～0.01
胸片（两个方位）	0.0005～0.01
低到中剂量检查（0.1～10mGy）	
X 线检查	
腹部 X 线检查	0.1～3.0
腰椎 X 线检查	1.0～10
静脉肾盂造影	5～10
气钡双重灌肠造影	1.0～20
CT	
头或颈部 CT	1.0～10
胸部 CT 或 CT 肺动脉造影	0.01～0.66
限制性 CT 骨盆测量（经股骨头单轴面成像）	<1
核医学	
低剂量核素灌注显像	0.1～0.5
99m 锝骨显像	4～5
肺数字减影血管造影	0.5
高剂量检查（10～50mGy）	
腹部 CT	1.3～35
盆腔 CT	10～50
18F PET/CT 全身显像	10～50

【个案发展】

李女士目前怀孕 5 月余，产前检查基本正常，B 超显示胎方位为：左枕前。由于第一胎因"臀位"行剖宫产手术，术后慢性盆腔炎及不全性肠梗阻等并发症一直困扰着她。因此对于这一胎的分娩方式，李女士有很多顾虑。尽管很希望这次不再剖宫产能经阴道分娩，但是又不清楚如果准备经阴道分娩对于自己和宝宝来说会有多大的风险，孕期要注意些什么。因此，常规产前检查时找助产士咨询剖宫产术后再次妊娠经阴道分娩（vaginal birth after cesarean，VBAC）方面的相关情况。

【决策问题】

剖宫产术后再次妊娠分娩方式的选择。

【决策分析过程】

剖宫产后阴道试产（trial of labor after cesarean delivery，TOLAC）为妇女提供了剖宫产后阴道分娩（vaginal birth after cesarean delivery VBAC）的可能性。中华医学会妇产科学分会产科学组 2016 年发布的《剖宫产术后再次妊娠阴道分娩管理的专家共识》，以及美国妇产科医师学会（ACOG）于 2017 年发布的《剖宫产后阴道试产指南》均提供了关于剖宫产术后再次妊娠分娩方式选择的指导意见。

李女士可选择的方案如下：①选择性再次剖宫产（elective repeat cesarean section，ERCS）；②剖宫产术后再次妊娠阴道试产（trial of labor after cesarean delivery，TOLAC）。临床证据中对上述两种选择的益处和风险也有详细的信息。根据这些信息构建一张决算表，见表 10-4。

表 10-4　决算表

分娩方式	益处	风险
选择性再次剖宫产	可在做好充分术前准备的情况下进行手术。	手术难度、手术风险增大、近期及远期并发症增加，产后出血、术后感染、下肢静脉栓塞、腹腔脏器损伤粘连、剖宫产儿综合征等，严重时甚至会导致母儿死亡
阴道试产	减少母亲住院天数、减少围生期失血和输血、感染、血栓栓塞，以及避免因重复剖宫产而导致的脏器粘连、剖宫产儿综合征等不利后果	阴道试产失败可能面临母体子宫破裂、子宫切除、母体需要输血、子宫内膜炎等严重并发症

TOLAC 的成功率各国报道不一,从 60%～80% 不等;且子宫破裂的风险高于 ERCS,但整体风险率不足 1%,一旦发生子宫破裂,孕妇输血率、子宫切除率和围产儿发病率、死亡率明显增加。因此,对于剖宫产术后再次妊娠有 TOLAC 意愿的孕妇必须在产前充分评估、具备阴道分娩适应症、规范的产时管理、具备相应的应急预案前提下实施 TOLAC。

(一)TOLAC 的适应证

1. 孕妇及家属有阴道分娩意愿,是 TOLAC 的必要条件。

2. 医疗机构有抢救 VBAC 并发症的条件及相应的应急预案。

3. 既往有 1 次子宫下段横切口剖宫产史,且前次剖宫产手术顺利,切口无延伸,如期恢复,无晚期产后出血、产后感染等;除剖宫产切口外子宫无其他手术瘢痕。

4. 胎儿为头位。

5. 不存在前次剖宫产指征,也未出现新的剖宫产指征。

6. 2 次分娩间隔≥18 个月。

7. B 超检查子宫前壁下段肌层连续。

8. 估计胎儿体质量不足 4000g。

(二)TOLAC 的禁忌证

1. 医疗单位不具备施行紧急剖宫产的条件。

2. 已有 2 次以上子宫手术史。

3. 前次剖宫产术为古典式剖宫产术、子宫下段纵切口或 T 形切口。

4. 存在前次剖宫产指征。

5. 既往有子宫破裂史;或有穿透宫腔的子宫肌瘤剔除史。

6. 前次剖宫产有子宫切口并发症。

7. 超声检查胎盘附着于子宫瘢痕处。

8. 估计胎儿体质量为 4000g 或以上。

9. 不适宜阴道分娩的内外科合并症或产科并发症。

(三)提高 VBAC 成功率的因素

1. 有阴道分娩史,包括前次剖宫产术前或后的阴道分娩史。

2. 妊娠不足 39 周的自然临产。

3. 子宫颈管消失 75%～90%

4. 本次分娩距前次剖宫产>18 个月。

5. 孕妇体质指数(BMI)<30kg/m²。

6. 孕妇年龄<35 岁。

门诊助产士帮助李女士共同回顾了前次妊娠分娩史以及此次孕期经历,分析了 TOLAC 的适应证,对照评估李女士是否存在 TOLAC 的禁忌证,以及提高

VBAC 成功率的因素。发现适应证及禁忌证中除了胎儿体质量为未知因素外，目前不存在禁忌证，李女士是 TOLAC 的合适人群。要想提高 VBAV 的成功率，李女士接下来需要做的是控制孕期体质量增长在合理范围，进而控制好胎儿体质量。

【个案发展】

李女士 2015 年体检时发现自己乙型肝炎 HBsAg、HBeAg、抗 -HBc 阳性，是乙型肝炎病毒（hepatitis B virus HBV）携带者。怀孕后检测肝功能一直在正常范围、HBV DNA<10^6IU/ml、肝脏 B 超未见异常，传染科医生会诊孕期不需要抗病毒治疗。第一胎分娩的宝宝母乳喂养了一年，宝宝生长发育、抵抗力、身体素质等各方面都很好。尽管这一次非常希望能继续母乳喂养，但是由于现在自己是 HBV 携带者，她又担心母乳喂养会使宝宝感染乙型肝炎病毒。因此新生儿的喂养方式又令李女士感到纠结，为此她来到母婴健康管理咨询门诊了解这一问题。

【决策问题】

HBV 携带产妇婴儿喂养方式的选择。

【决策分析过程】

HBV 母婴传播是导致慢性 HBV 感染的主要原因，即 HBV 阳性孕妇在妊娠期或分娩过程中将 HBV 传染给新生儿。如果对 HBV 阳性母亲所生新生儿不采取任何免疫预防措施，70%～90% 的新生儿会感染 HBV，而新生儿一旦感染，90% 以上会发展为慢性 HBV 感染。

我国自 2010 年开始，对 HBsAg 阳性的母亲所生新生儿采用乙型肝炎免疫球蛋白（hepatitis B immunoglobulin，HBIG）和乙型肝炎疫苗（hepatitis B vaccine）的联合免疫策略，进一步降低了 HBV 母婴传播率。但 HBsAg 阳性孕妇所生新生儿联合免疫后仍有 5%～10% 感染 HBV。

中华医学会妇产科学分会产科学组 2013 年发布的《乙型肝炎病毒母婴传播预防临床指南》（第 1 版）；中国肝炎防治基金会、中华医学会感染病学分会、中华医学会肝病学分会 2017 年联合发布的《乙型肝炎母婴阻断临床管理流程》；中华医学会肝病学分会 2018 年发布的《感染乙型肝炎病毒的育龄女性临床管理共识》，均对规范 HBV 母婴阻断的临床管理提出了推荐意见。《感染乙型肝炎病毒的育龄女性临床管理共识》中的证据等级根据 GRADE 分级修订，分为 A、B 和 C 3 个级别，推荐等级分为 1 和 2 级别（表 10-5）

表 10-5 推荐意见的证据等级和推荐等级

项目	定义
证据级别	
A 高质量	进一步研究不大可能改变对该评估结果的信心
B 中等质量	进一步研究有可能对该评估结果的信心产生重要影响
C 低质量	进一步研究很有可能影响该评估结果,且该评估结果很可能改变
推荐等级	
1 强推荐 2 弱推荐	充分考虑到了证据的质量、患者可能的预后情况及治疗成本而最终得出的推荐意见 证据价值参差不齐,推荐意见存在不确定性,或推荐的治疗意见可能会有较高的成本效益比等,更倾向于较低等级的推荐

推荐意见

推荐意见 1:育龄及准备妊娠女性均应该筛查 HBsAg,阳性者需要检测 HBV DNA(A1)。

推荐意见 2:感染 HBV 的女性妊娠前应做肝功能、影像学或肝脏病理学检查,根据疾病严重程度评价妊娠的风险(A1)。

推荐意见 3:血清谷丙转氨酶(ALT)>5 倍正常值上限(ULN)慢性乙型肝炎(CHB)或乙型肝炎肝硬化患者应立即开始抗病毒治疗,病情稳定后再妊娠(B1)。

推荐意见 4:CHB 女性如选择注射聚乙二醇干扰素(pegylated interferon a PEG—IFNa),治疗期间应避孕,治疗结束 6 个月后再妊娠。如治疗期间意外怀孕,建议终止妊娠。如选择替诺福韦酯(tenofovir,TDF)治疗,治疗期间可以正常怀孕;如选择恩替卡韦(entecavir,ETV)治疗,意外怀孕后应换用 TDF,可以继续妊娠(A1)。

推荐意见 5:孕妇 ALT 2～<5×ULN,可密切观察,如 ALT>5×ULN,应进行抗病毒治疗(B1)。

推荐意见 6:对有肝功能失代偿风险的孕妇应立即抗病毒治疗(A1)。

推荐意见 7:孕妇治疗药物可以选择 TDF 或替比夫定(telbivudine,LdT),每 1～2 个月监测肝功能及病毒学指标。分娩后应继续抗病毒治疗,停药原则同一般 CHB(A1)。

推荐意见 8:根据肝功能和妊娠状况及其他合并症确定分娩方式(A2)。

推荐意见 9:HBV 携带者孕妇应每 3 个月监测 HBV DNA 及 ALT,ALT 在 2～<5×ULN 时可继续观察至妊娠 24 周,如果观察期间 ALT 升高 >5ULN,立即给予抗病毒治疗。如果 ALT<2×ULN,可继续观察。如果 ALT 仍在 2～<5×ULN 范围,妊娠 24 周也应进行抗病毒治疗(A1)。

推荐意见 10：HBV DNA>$2×10^6$IU/ml、ALT 正常孕妇在妊娠 24～28 周开始抗病毒预防母婴传播（A1）。

推荐意见 11：抗病毒药物预防 HBV 母婴传播首选 TDF，也可以选用 LdT，曾经接受过抗病毒治疗的孕妇选择 TDF，产后即可停药（A1）。

推荐意见 12：妊娠期未使用抗病毒药物的产妇，产后 4～6 周应复查肝功能及 HBV DNA，如肝功能正常，每 3 个月复查一次，至产后 6 个月（B2）。

推荐意见 13：妊娠期服用抗病毒药物的 CHB 产妇，产后应继续抗病毒治疗，并根据病毒学应答情况，决定是继续原治疗方案，还是换用其他核苷（酸）类似物（NA）或 PEG—IFNa 继续治疗（B2）。

推荐意见 14：HBV 携带者孕妇妊娠期口服 NA 并于产后停药者，产后 4～6 周复查肝功能及 HBV DNA，如肝功能正常，每 3 个月复查 1 次至产后 6 个月。如果乙型肝炎活动，应该抗病毒治疗（A2）。

推荐意见 15：产后乙型肝炎活动的患者抗病毒治疗方案根据病毒学和血清学特点选择 NA 或 PEG—IFNa（A2）。

推荐意见 16：继续口服 NA 药物的产妇一般不建议哺乳。已经停药的产妇，其新生儿联合免疫后可以哺乳（A2）。

李女士孕期肝功能检测一直在正常范围、HBV DNA<10^6IU/ml、肝脏 B 超未见异常，也使用抗病毒治疗，在做好新生儿联合免疫的情况下，可以给宝宝进行母乳喂养。

李女士于 2018 年 8 月 12 日孕 39^{+2} 周时阴道分娩一女婴，体重 3100g，1min 及 5min Apgar 评分均为 10 分。在护理人员指导下给予宝宝纯母乳喂养至 6 个月，产后 42d 母婴复查无异常；随访 7 个月，婴儿生长发育及神经行为测定皆在正常范围，乙型肝炎二对半检测阴性。目前已添加辅食，建议李女士可继续给予宝宝母乳喂养至 2 周岁，期间母婴均做好随访。

（朱乃芬）

第三节 新生儿坏死性小肠结肠炎病人的临床护理决策分析

新生儿坏死性小肠结肠炎（neonatal necrotizing enterocolitis，NEC）是新生儿时期严重威胁生命的消化系统急症，与早产、肠缺氧缺血、感染、高渗喂养等因素有关，是新生儿尤其是早产儿死亡的重要原因。其发病率和死亡率较高。由于病因复杂，NEC 发病机制至今尚不完全明确，临床上一直缺乏有效的防治措施。近年来，NEC 的治疗手段无明显进展。除禁食、胃肠减压、抗感染、营养支持等非手术治疗外，对重症，如腹膜炎、肠穿孔等需外科手术处理，而外科手术指征仍存在争议。当 NEC 一旦发生后，患儿家属常面临保守与手术两种方式的选择，家属在面临选择的时候常常陷入两难，担心其预后。且其分期与预后关系密切，若 NEC 进展为Ⅲ期，此时手术治疗也不能有效改善患儿预后。因而早期诊断和及时正确处理是改善 NEC 患儿预后的关键。本章节即围绕 NEC 治疗方案选择的案例，分析其临床决策过程。

【案例 10-3】

朱大弟、朱小弟，系 G_2P_1、G_2P_2，孕 28^{+1} 周因"早产临产、双胎儿、试管婴儿、胎膜早破"剖宫产娩出；其中朱大弟出生体重 1070g，生后 Apgar 评分 1min 8 分、5min 9 分；其中朱小弟出生体重 920g，生后 Apgar 评分 1min 8 分、5min 9 分，两者均否认窒息抢救史。住院期间两患儿均被高度怀疑新生儿坏死性小肠结肠炎（NEC），医生提出保守治疗及手术治疗两种方案。对患儿父亲而言，每种方法均会有一定的风险，到目前为止，患儿父亲并未选择一种处理方案，患儿父亲担心手术会危及生命，亦担心保守治疗会延误病情致不可挽回的结果，因此请教护士协助他做出合理决策。

【决策问题】

决定采取保守治疗还是手术治疗。

【决策分析过程】

基于循证决策分析的基本步骤，该案例的决策分析主要包括以下六个步骤：

（一）聚焦决策问题

在本案例中，患儿父亲面临的主要决策问题就是为患儿选择何种治疗方案。保守与手术各有相应的益处和风险，为有效地解决该问题，将采用构建决策树的方法来帮助患儿家属进行决策分析。

（二）基于决策问题构建决策树

在构建决策树之前，可先将各备选方案的益处和风险进行列表（决算表），为后续的决策分析提供信息支持。本案例中两方案的益处和风险的决算表详见表 10-6。

表 10-6　NEC 治疗方案决策分析表

方案	益处	风险
保守治疗	无需开刀	疾病进展出现休克、败血症、肠坏死甚至穿孔、死亡；肠狭窄后仍需手术治疗
手术治疗	明确诊断，及时处理	术后需造瘘，降低生活质量；需二期手术，关闭造瘘；肠狭窄，增加肠梗阻风险；死亡

参考 NEC 治疗决策分析表中的内容,构建患儿父亲治疗选择决策树,决策树中主要包括所面临的各种备选方案(方案各分支汇聚点采用小方框表示)和每个备选方案所面临的不确定性(汇聚点用圆圈表示),包括每个选项所面对的益处和风险。为了使决策模型简化,本模型仅纳入了针对不同治疗方案最主要的益处和风险,即治愈率、肠狭窄率(图 10-1)。

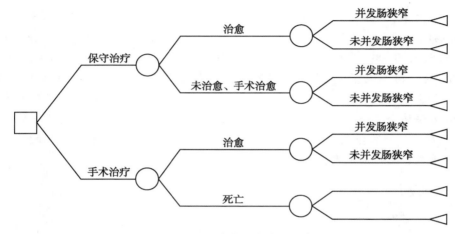

图 10-1　NEC 治疗方案选择决策树

在决策模型中理想的状态是将所有的风险均纳入进来,这样可能会更好地反映所面临的决策问题,但也会增加决策模型的复杂性而不利于理解,且由于各风险发生的概率和所造成的后果严重程度各异,因此在构建决策树的过程中,往往纳入的是最主要的益处和风险。

(三)评估不同临床结局发生的概率,将其添加到决策树中

在初步确定决策树的结构之后,需确定决策树各节点的参数,即概率和效用值。因此,需要获得针对目标病人(或病人群体)某个结局发生的概率大小和在这种不确定情况下发生这种概率的可能性。概率的来源目前主要有两种:一是源于科学研究的证据,另一个是源于专家基于临床经验的估算概率。总体而言,来源于科研证据的概率可靠性高于专家的判断性。

鉴于上述原因,系统检索了 NEC 治疗的相关文献,考虑到国内外文化、医疗条件、医疗环境等方面的差异,首先检索中文数据库,当未能找到相关领域高质量的文献时,再检索国外文献,以期构建的决策树更符合国内临床实际。以下是获得科研证据的过程:

1. 文献的纳入排除标准

(1)纳入文献的类型:随机对照试验、队列研究、病例—对照研究。

（2）研究对象：非手术治疗病例均结合典型临床症状及体征、两次或以上腹部摄片诊断为诊断依据，并根据金汉珍主编的第三版《实用新生儿学》对 NEC 采用 Bell 标准分期。手术病例由手术确诊。

（3）结局指标：治愈率、肠狭窄率。

2．文献检索、筛选方法　以中文检索词"新生儿坏死性小肠结肠炎、治疗"检索中国期刊全文数据库（CNKI）、万方数据资源系统和中国生物医学文摘数据库（CBMDISC）。以英文检索词"neonatal necrotizing enterocolitis/NEC/therpy"检索 Cochrane 图书馆、OVID 循证数据库、JBI 循证卫生保健数据库、PubMed、EMbase 数据库。对检索到的文献，按照事先确定的纳入排除标准进行筛选，方法如下：首先阅读文题，如符合纳入标准，则进一步阅读摘要、全文，然后确定纳入文献。

经系统检索、筛选文献，并对初步纳入的文献进行方法学质量评鉴，最终本文采用的概率证据是来自于 1 篇学位论文总结的新生儿坏死性小肠结肠炎临床疗效分析（表 10-7）。

表 10-7　新生儿坏死性小肠结肠炎临床疗效概率

结局	估计概率
采用保守治疗后并发肠狭窄	0.06
采用保守治疗后未并发肠狭窄	0.94
保守无效后手术并发肠狭窄	0.26
保守无效后手术未并发肠狭窄	0.74
采用手术治疗后并发肠狭窄	0.19
采用手术治疗后未并发肠狭窄	0.81
采用手术治疗后死亡	0.25

在获得不同结局的概率后，将其加入到决策树中，形成 NEC 治疗方案决策树对应的概率树，见图 10-2。

在上述概率树中，每个分支点后的概率之和均为 1，这是因为所有结果都是相互排斥的，也就是说，在一个分支后面不可能同时发生两个结果。

（四）评估病人的意愿（用效用值表示），并将其添加到决策树中

在进行决策分析时，不仅需要考虑到各备选方案所对应的结局发生概率，还需考虑病人对拟发生结局的意愿（效用值）。目前用于效应值直接测评的工具主要包括等级尺度法、标准博弈法和时间权衡法；具体的测评方式主要包括运用上述工具直接测评、基于自身判断主观赋值、专家共识和查阅文献中的效

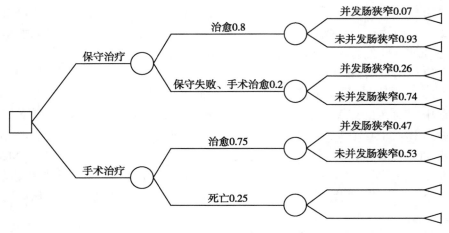

图 10-2　NEC 治疗方案选择概率树

用值。关于"NEC 治疗相关结局的效用值"未能在文献中检索到。本案例中,根据患儿父亲自身的理解能力,采用等级尺度法对其进行各结局的直接测评。当然如果患儿父亲的理解能力较弱,无法理解直接测评工具所表达的意思,可以放弃直接测评的方法和工具,采用医护人员基于自身判断主观赋值。但值得注意的是对于同一种健康状态医护人员和病人的赋值可能存在很大差异;患儿父亲对某种健康状态的效用值会随着时间的变化而变化,会随着患儿病情改变而发生改变。根据 Naglie 等的建议,在综合效用值前,首先将结局分为长期和短期两种,然后将所有短期效果的效用值减去 1 得到负效用值。在决策树的每个分支中,将所有的长期效用值相乘,然后减去短期的效用值即为总的效用评级。最后将每个分支的效用值进行排序,确保效用值的意义。表 10-8 展示了图 10-2 中所涵盖的可能结果的效用值估算。

表 10-8　NEC 治疗方案选择决策树中的效用值

结局	效用值	负效用值
短期结果		
保守	0.9	0.1
手术	0.8	0.2
治愈	1	0
未愈	0.8	0.2
长期结果		
肠狭窄	0.7	
保守的结果		
使用保守治愈、肠狭窄	0.7−0.1−0=0.6	

续表

结局	效用值	负效用值
使用保守治愈	0.9	
使用保守未愈、手术、肠狭窄	0.7−0.2−0.2=0.3	
使用保守未愈、手术治愈	1−0.1−0.2=0.7	
手术的结果		
使用手术治愈、肠狭窄	0.7−0.2−0=0.5	
使用手术治愈	0.8	
使用手术死亡	0.2	

（五）计算决策树的"期望值"，选择最佳方案

在获得决策树上各结局的概率值和效用值后，即可计算病人的期望效用值，采用的是决策树的返算法。返算起始于决策树的右侧，在每个分支将概率和效用值相乘，并将结果相加得到该点的期望效用值，然后进一步向左计算，直到达到决策点的分支。

1. 保守治疗分支的期望效用值计算

（1）计算图 10-1 决策树中最上面的第一个分支：将这个分支（使用保守、治愈、肠狭窄）对应的效用值（0.60）和并发肠狭窄的概率（0.06）相乘得出结果为0.036。

（2）计算第二个分支：将这个分支（使用保守、治愈）对应的效用值（0.90）与未并发肠狭窄的概率（0.94）相乘得出结果为 0.846。

（3）将上述两个值相加（0.036+0.846=0.882）后与保守治愈的概率（0.85）相乘（0.882×0.85=0.750）。

（4）用上述同样的方法返算"保守未愈"相应的期望效用值并与保守失败手术治愈的概率相乘（0.596×0.15=0.089）。

（5）计算保守治疗用于 NEC 治疗的整体分支的期望效用值，通过将保守治愈分支与保守未愈分支的计算结果相加（0.750+0.089=0.839）即可。

2. 手术治疗分支的期望效用值计算　采用上述方法进行手术治疗对应分支的期望效用值计算，并将其计算结果相加，得到手术治疗用于 NEC 的整体分支的期望效用值为 0.607（0.557+ 0.05=0.607）。

由决策树返算的期望效用值可以看出，保守治疗的期望效用值高于手术治疗的期望效用值，理论上患儿父亲应选择保守治疗，但若为重症 NEC，如存在腹膜炎、肠穿孔等则需首先考虑外科手术处理。

（六）评估决策模型的灵敏度

通过改变决策模型中的参数（主要是指效用值和概率），来评价该模型的

稳定性。从各结果的概率参数可以看出，保守治疗的治愈率高于手术治疗，且肠狭窄发生率明显低于手术治疗，通过采用阈值分析法可见，目前本案例两种方案的肠狭窄发生率的变动范围有重合部分，可能会造成两种方案的期望值相同。即有可能在某个数值范围，两个备选方案的期望效用值的优劣可能发生交替，并且本案例中采用的肠狭窄发生率是基于样本量为363例（两种方案各287、76例）的研究结果，样本量相对较小，因此本案例的模型稳定性较弱，尚不能据此确定保守治疗肯定优于手术治疗，但是在明确重症，如肠穿孔、肠壁发红、腹腔广泛肠壁积气及固定肠袢等需首先考虑外科手术处理。

患儿一旦怀疑或确诊NEC，即应给予禁食并放置鼻胃管进行胃肠减压，让肠道充分休息。医生会与患儿家属沟通告知疾病的严重性，同时通过随访患儿腹部平片监测疾病进展情况。此时，面对孩子经受的治疗痛苦及不确定的疾病预后，家属会表现出极度的焦虑与无助，非常需要护理人员帮助其正确应对。通过基于循证的临床决策，无疑能帮助患儿及家属获得适合其个体的最佳方案。但儿科疾病变化快，NEC的临床表现差异很大，轻者仅表现便血，重症则可出现严重的腹膜炎、肠穿孔、休克和死亡。临床上一旦NEC发生肠全层坏死及出现肠穿孔时应马上进行手术治疗。

（张 芳）

第四节 轮状病毒患儿的临床护理决策分析

【案例 10-4】

患儿，男，8个月。两天前出现发热、呕吐，随之开始解黄色水样便每天10余次，每次量多，入院查血示：代谢性酸中毒、低钾、低钠，给予补液纠正，同时医嘱口服补液盐。患儿存在乳糖不耐受，医生建议更换无乳糖配方奶粉喂养。现患儿口渴，但经家属喂水后又出现呕吐一次，医生关照暂禁食，患儿因饥饿而哭闹。家属希望得到护士有效的饮食指导。

【决策问题】

通过总结以往轮状病毒患儿的饮食护理实践以及分析其家属的满意度调查，发现在疾病初期，患儿往往因频繁呕吐被暂禁食，造成其饥饿难忍而持续哭闹，同时医嘱又予患儿标准口服补液盐，其味咸涩，患儿拒食，加重了家属的焦虑和不满。其次，对于肠炎患儿，根据护理常规常指导其少量多餐，但频繁进餐又增加了患儿排便次数（胃-结肠反射），同时肠道得不到充分休息，不利于疾病恢复。另外，轮状病毒感染易产生继发性乳糖不耐受，给予去乳糖奶粉喂养

可缓解腹泻症状,缩短病程。但在临床发现,对于母乳喂养的患儿执行难度大。通过分析,确立需要决策的问题为:

1．轮状病毒肠炎患儿呕吐频繁时的禁食问题。

2．如何有效执行口服补液盐的治疗。

3．如何执行少量多餐的护理措施。

4．母乳喂养患儿是否要更换去乳糖奶粉喂养。

【证据检索】

以中文检索词("腹泻""儿童"),英文检索词("Diarrhea""Diarrhoea""Acute gastroenteritis""child")检索临床实践指南;计算机检索数据库 CBM、CNKI、VIP、Embase、PubMmed,指南相关网站中国临床指南文库、美国国家指南文库、英国国家卫生和临床示范研究所、世界卫生组织;检索时限为 2007—2017 年。

共检索到 12 篇指南,其中《中国儿童急性感染性腹泻病临床实践指南》较符合我国国情,笔者最终以此作为决策依据。该证据属于证据"5S"模型中的第二层证据,仅次于决策支持系统。该指南是由中华医学会儿科学分会消化学组组织儿科消化病、感染病及流行病专家形成的专家工作组,在原有"专家共识"的基础上,参考国际有关腹泻病的指南,根据循证原则分析国内外截至 2013 年 6 月的临床研究资料制定而成。该指南中证据推荐强度等级为:强烈推荐:证据强度 A 级或 B 级,且益处非常明显;推荐:证据强度 B 级且益处非常明显,或某种条件下不可能进行高质量研究(证据强度 C)但益处明显;选择:证据质量可疑或益处不明显;不推荐:缺乏证据且益处不明显。证据评价根据证据来源的不同分为 4 级,A 级:证据来源于同质随机对照试验(RCT)是系统评价或 Meta 分析、单个 RCT;B 级:证据来源于多个高质量的队列研究的系统评价、多个高质量的队列研究、单个高质量的病例—对照研究或单个质量较差的 RCT;C 级:证据来源于大样本的病例报道、质量差的单个队列研究或病例—对照研究;D 级:证据来源于专家意见。

【循证结果】

（一）关于轮状病毒肠炎患儿呕吐频繁时的禁食问题

急性腹泻病期间,口服补液或静脉补液开始后尽早恢复进食(推荐)。早期喂养可以促进肠上皮细胞再生、刷状缘双糖酶恢复、营养吸收和体重恢复。既往研究表明,对于营养不良的儿童,早期喂养有显著营养优势。

崔焱主编的《儿科护理学》对于腹泻患儿如呕吐严重主张可暂禁食 4~6h,但不禁水。而婴儿胃肠炎症所致的呕吐其表现特点为进流质饮食或喝水后即呕吐,吐后仍有极强的食欲。在临床实际工作中,呕吐严重的轮状病毒肠炎患儿往往也表现为喝水都吐。呕吐是一个复杂的反射过程,来自身体许多部位的感受器的传入冲动都可到达呕吐中枢,发动呕吐反射,例如胃和小肠被扩张、咽部的触觉刺激等,可通过交感和副交感传入纤维引起呕吐。

(二)如何有效执行口服补液盐的治疗

口服补液盐用于预防脱水和治疗轻度、中度脱水(强烈推荐)。循证显示口服补液盐与静脉输液一样有效,是急性感染性腹泻有效及性价比最高的治疗方法。一项发展中国家的随机对照试验显示,对于重度脱水患儿,与静脉输液相比,口服补液缩短了腹泻的病程、促进了体重的恢复,且不良反应较少。

现大部分医院的口服补液盐仍是老配方,其味偏咸涩,患儿不喜食,且易引起口渴、多饮反而增加大便量和次数。新的改良配方口服补液盐(如奥理亭),橘子味,患儿易接受,冲泡方便(1 粒泡 100ml 水),研究显示可使患儿呕吐及粪便量均减少 20%,从而使临床静脉补液需求下降 33%。

(三)如何执行少量多餐的护理措施

胃 - 结肠反射是食物充胀胃引起的结肠收缩运动加强。频繁进食会增加肠蠕动,增加排便次数,使肠道得不到充分休息,不利于疾病恢复。而腹泻患儿因胃肠功能障碍致排出增加、吸收减少使营养素摄入不足,饮食应少量多餐,以富含营养、清淡、易消化食物为主。结合临床实际工作中与患儿家属沟通得知,家属迫切希望孩子多吃、补充营养。轮状病毒肠炎患儿以 2 岁以内多见,其饮食仍以乳类为主。而胃排空时间随食物种类不同而异,水的排空时间为 0.5~2h,母乳 2~3h,牛乳 3~4h。

(四)母乳喂养患儿是否要更换去乳糖奶粉喂养

应给予与年龄匹配的饮食,婴幼儿继续母乳喂养,配方奶喂养者可选择营养低乳糖或无乳糖配方(推荐)。Cochrane 综述显示,对于 5 岁以下的住院患儿,不含乳糖的食物可缩短其腹泻持续时间 18h。

轮状病毒破坏肠绒毛,导致上皮细胞刷状缘的双糖酶及其钠 / 钾 ATP 酶缺乏,造成肠道内水、电解质转运失调,葡萄糖吸收功能障碍,引起渗透性的腹泻。母乳、牛乳中含有大量乳糖,患病后如继续乳类喂养,则增加乳糖酶的耐受负荷,可使腹泻加重或迁延。但母乳中含丰富的 sIgA,有直接吞噬病毒作用;同时含非特异的免疫因子,有助于遏制肠道内致病因素;母乳相对低渗,利于水分吸收,其在小肠内的消化产物氨基酸、二肽等可促进钠的兴奋偶联,从而降低腹泻量和腹泻频率。而在临床实际工作中,母乳喂养患儿往往不习惯去乳糖奶粉喂养,导致其饥饿哭闹。

【临床决策(证据应用)】

(一)关于禁食

1. 对于吐后有食欲的患儿(表现为患儿哭闹讨食)暂禁食,予口服补液盐每 2～3min 喂 3～5ml（1 小勺），温度稍偏凉（20～25℃），减少对胃黏膜的刺激。仍有呕吐者停 10min 后再喂。持续 2h 患儿不吐可逐渐恢复饮食，但宜清淡、富有营养、易消化，如奶、白粥等。

2．少数重症急性腹泻患儿及吐后不思饮食、精神差的患儿，或伴明显脱水甚至休克者，此时胃肠道功能极差，进食将使胃肠道负担过重，可以短暂禁食（包括禁水）3h，先纠正脱水和休克等，一旦病情好转即应早期恢复进食。

（二）口服补液盐

1．采用新配方口服补液盐"奥理亭"代替老的 ORS 液。

2．2 岁以下患儿每 1～2min 喂 1 小勺或用奶瓶，大一点的患儿直接喝。

3．呕吐者采用前面（一）关于禁食中第一条的护理措施。

4．观察、记录患儿口服补液盐的入量。

（三）关于少量多餐

1．与家属沟通，讲解疾病知识，理解正确执行饮食护理的重要性。

2．母乳喂养者每隔 2～2.5h 喂一次，每次 15～20min，不捂奶。

3．人工喂养及已添加白粥、烂面等辅食者每隔 3 小时喂一次。

4．根据患儿的消化能力予个性化指导，对食欲差的患儿顺延 0.5～1h 喂一次。

5．饮食间隔期不随意添加食物，使胃肠道得到充分休息，但水可随时喝。

（四）去乳糖饮食

1．腹泻少于 10 次/d 或量不多者，继续母乳喂养。

2．腹泻超过 10 次/d 并且量多者，暂停母乳喂养，予去乳糖奶粉代替，时间不超过 24h，并指导母亲及时挤空乳房。

【效果评价】

轮状病毒肠炎的临床表现以病初呕吐、继之解大量黄色水样便为特点。患儿往往因水分丢失过多而致体重下降、营养失调，家属为此异常焦虑。通过循证后的护理干预，缩短了患儿因呕吐而禁食的时间，同时因有效执行了口服补液盐的治疗，减少了静脉补液量；护士运用循证后的护理知识指导患儿科学饮食、更加人性化；增加了整个病程中患儿的舒适度，缓解了家属的焦虑，提高了满意度，加深了整体护理的内涵。

（张　芳）

爱上思考：

1．如果病人在介入治疗联合清宫手术后，突发大量阴道出血，医生建议手术切除子宫，但病人坚决不同意，后续治疗该如何选择？

2. 如果在发生卵巢囊肿蒂扭转时，病人选择暂时药物加体位纠正保守治疗，护士应如何指导其进行正确的体位纠正，护理观察上要注意什么？

3. 如果 NEC 患儿在保守治疗后，再次出现呕吐、腹胀、无排便等情况。此时发生了什么？后续治疗方案应如何选择？

4. 如果 NEC 患儿行小肠造瘘术后出现奶量增加受阻、体重不增、稀水样便。此时患儿出现了什么状况？提前关瘘术的时机该如何选择？

第十一章 临床内科护理决策

【学习目标】

1. 理解并能结合实例说出使用决策树与 Markov 模型等方法评价治疗、护理措施短期和长期成本效用的步骤。

2. 运用循证护理的方法检索证据,为临床内科疾病病人制定科学的护理方案。

3. 运用所学知识评估急性冠脉综合征病人的就医延迟倾向。

第一节 糖尿病病人自行胰岛素笔注射的临床护理决策分析

【案例 11-1】

病人,男性,70 岁。糖尿病病史 10 年,自行胰岛素笔注射 1 年,胰岛素用法为诺和灵 R 笔芯 9U—8U—6U 三餐前 30min 皮下注射,诺和灵 N 笔芯 10 U 22:00 皮下注射。病人至糖尿病教育门诊咨询,诉腹部注射胰岛素时偶有阻力感,血糖控制欠佳。护士询问得知病人胰岛素笔针头 1 周更换一次,每次注射时采用 75% 乙醇棉球消毒针头。护士触诊发现病人腹部有 2 处皮下脂肪增生,大小分别为 1cm×1.5cm 和 0.8cm×0.5cm。

【决策问题】

1. 胰岛素注射笔用针头应多长时间更换一次?

2. 长期胰岛素注射病人如何预防皮下脂肪增生,对已经产生的皮下脂肪增生应如何处理?

3. 该病人的胰岛素最佳注射部位在哪里?

【证据检索】

针对如上问题,按照 Haynes 的循证实践证据"5S"模型,依次检索临床实践指南、系统评价、证据汇总，如果没有，则依次补充 RCT、临床对照试验，其他研究及专家意见等。

计算机检索 Best Practice、The Cochrane Library、PubMed、CBM，收集相关临床实践指南、系统评价和试验研究。

中文检索词为"胰岛素注射"，英文检索词为"insulin injection"。

共检索到 4 篇指南、16 篇系统评价和 3 篇 RCT。检索到的 4 篇指南分别为 Canadian Diabetes Association 2013 clinical practice guideline for the prevention and management of diabetes in Canada［加拿大糖尿病预防和管理临床实践指南（CDA 2013）］、standards of medical care in diabetes-2015［2015 糖尿病药物治疗标准（ADA）］、management of diabetes–a national clinical guideline（苏格兰糖尿病临床管理指南）、《中国糖尿病药物注射技术指南 2011 版》。其中以《中国糖尿病药物注射技术指南 2011 版》涉及胰岛素注射相关内容最广泛，且较符合我国国情，笔者最终以此作为决策依据。该证据属于证据"5S"模型中的第二层证据，仅次于决策支持系统。该指南是由中华医学会糖尿病学分会首次组织全国糖尿病学及相关学科专家按照循证的方法共同制定而成。该指南中证据推荐强度等级分类方法为：A. 强烈推荐；B. 推荐；C. 尚未决定的问题。科学证据的支持程度采用的标准为：A. 至少具有一项随机对照研究；B. 至少具有一项非随机（或非对照或流行病学）研究；C. 以大量病人经验为基础的专家共识。

【循证结果】

（一）胰岛素注射笔用针头应一次性使用

指南推荐注射笔用针头一次性使用，在完成注射后应立即卸下，套上外针帽后废弃，而不应留置在胰岛素笔上（A 级推荐）。有调查显示，胰岛素笔注射不更换针头现象普遍，60.2% 的病人每周更换 1 次，30.1% 的病人每支笔芯更换 1 次，仅有 6.3% 是一次性使用，3.3% 不定时更换，不更换针头的原因与注射针头价格、病人病程、文化程度、接受教育频率等因素相关。另一项调查显示，胰岛素笔用针头重复使用率为 96.19%，对重复使用危害性知晓率为 10.48%，重复使用的主要影响因素为经济、经验、风险教育。

（二）长期胰岛素注射致皮下脂肪增生的预防和处理

目前，预防和治疗皮下脂肪增生的策略包括：使用纯度高的人胰岛素制剂，每次注射时规范检查注射部位，轮换注射部位时范围更广，不重复使用针头（A 级推荐）。

病人（尤其是已经出现皮下脂肪增生的病人）每次就诊时，医护人员应对其注射部位进行检查，每个注射部位至少每年检查一次（儿童病人最好每次就诊时都检查),医护人员应教会病人自己检查注射部位,并培训他们如何发现皮下脂肪增生(A级推荐)。

用墨水笔在皮下脂肪增生部位的两端做好标记,测量并记录病变的大小,以便长期随访。若病变部位肉眼可见,应同时拍照,以便长期随访(A级推荐)。

病变组织恢复正常通常需要数月至数年,在此之前,不得在此部位进行注射(A级推荐)。

注射部位由病变组织转换至正常组织时,通常需要减少胰岛素的注射剂量。注射剂量的实际变化因人而异,并在频繁血糖监测的指导下进行(A级推荐)。

(三)注射部位的选择

餐时注射的短效胰岛素,最好选择腹部(A级推荐)。胰岛素在大腿和臀部吸收速度较慢,因此,当中效胰岛素作为基础胰岛素时,其首选注射部位是大腿和臀部(A级推荐)。

【临床决策(证据应用)】

(一)指导病人胰岛素注射笔用针头一次性使用

在完成注射后应立即卸下,套上外针帽后丢弃在加盖的硬壳容器中废弃。告知病人重复使用胰岛素针头的危害。注射笔用针头重复使用后,针头中残留的药液会影响注射剂量的准确性,使用后的针头内残留的胰岛素形成结晶,会堵塞针头,妨碍注射。此外,注射后的针头留在胰岛素笔上,由于热胀冷缩的原因,还会引起胰岛素注射剂量的错误。注射针头多次使用会造成针尖钝化,针头表面的润滑层发生脱落,增加病人疼痛,直接影响病人的依从性。随着重复使用针头次数的增加,病人血糖控制不佳的比例也大大增加。重复使用针头,导致皮下脂肪增生,血糖波动大,血糖不易达标,胰岛素用量增加,最终使治疗费用增加。

(二)教会病人检查注射部位的方法

每次注射前均应检查注射部位,判断并避开出现疼痛、皮肤凹陷、皮下硬结、出血、瘀斑、感染的部位注射。皮下脂肪增生的判断:许多糖尿病病人长期注射胰岛素后,注射部位的皮下组织出现增厚的"橡皮样"病变,质地硬,或呈瘢痕样改变。有些病变不易被肉眼观察到,因此,临床诊断时须视诊和触诊并用。通过触诊,正常的部位捏起皮肤较薄,而发生皮下脂肪增生的部位则相反。

(三)皮下脂肪增生部位做好标记

告知病人用墨水笔在皮下脂肪增生部位的两端做好标记,测量并记录病变的大小以便长期随访。若病变部位肉眼可见,应同时拍照,以便长期随访。同时,指导病人避免在病变部位注射。

(四)指导该病人胰岛素的注射部位

诺和灵R笔芯首选在腹部注射,避免在以脐部为圆心、半径2.5cm的圆形区域内注射。诺和灵 N 笔芯首选大腿和臀部注射。

（五）定期轮换注射部位

每天同一时间注射同一部位，每周左右轮换注射部位。每次注射点应与上次注射点至少相隔 1cm。避免 1 个月内重复使用同一注射点。注射部位轮换时加强血糖的监测，并将所测血糖告知医生，以便及时调整胰岛素用量。

【效果评价】

该男性病人按上诉方法进行实践后 5 个月，未再出现新的皮下脂肪增生及注射阻力感现象，血糖控制良好。病人腹部原有的 2 处皮下脂肪增生，一处消失，另一处缩小至 0.8cm×0.5cm。

（侯云英）

第二节 急性缺血性脑卒中急诊溶栓的临床护理决策分析

【案例 11-2】

某院神经内科医护人员认识到发病早期给予溶栓治疗是缺血性脑卒中抢救与减少病后致残的有效方法之一。经文献检索他们发现，在发病 3h 内开展阿替普酶重组组织型纤维蛋白溶酶原激活剂（recombinant tissue-type plasminogen activator, rt-PA）溶栓治疗能有效地改善缺血性脑卒中的预后，并不增加出血的风险。目前，国内注射用阿替普酶说明书内用于溶栓治疗急性缺血性脑卒中的时间窗为 3h 内。然而目前我国临床上缺血性脑卒中 3h 内 rt-PA 溶栓率不到 2%；在排除了有溶栓禁忌证的人群后，在适合溶栓的人群中，其 3h 内 rt-PA 溶栓率也不到 10%。该院神经内科医护人员认识到，在排除了造成溶栓率低的其他原因如院前延误、院内延误、担心出血风险等，溶栓治疗能否在临床上推广在一定程度上取决于其经济性如何。

【决策问题】

急性缺血性脑卒中 3h 内 rt-PA 溶栓治疗的经济学评价。

【决策分析过程】

（一）模型构建

以急性缺血性脑卒中 3h 内仅常规治疗、无 rt-PA 溶栓治疗作为对照方案，建立决策树与 Markov 模型相结合的模型（图 11-1），模拟评价急性缺血性脑卒中病人在发病 3h 内溶栓的短期（1～2 年）和长期（30 年）的成本效用情况。

Markov 模型模拟的循环周期,第一周期为 90 天(与常规溶栓效果评价的随访时间一致),之后的循环周期为 1 年。

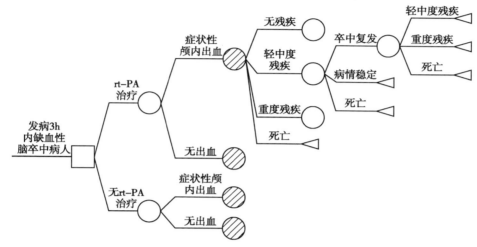

图 11-1　急性缺血性脑卒中评价模型

(二)模型参数及资料收集

1. 模型参数　模型模拟的初始人群为 10 万人,其特征采用中国目前溶栓治疗组相一致的人群(来自 TIMS-CHINA 研究)(表 11-1),其中包括 40% 女性,平均年龄 63 岁,发病后 3h 内到达医院,无溶栓禁忌证。从医疗费用支付方的角度进行评价。溶栓治疗后预后良好,改良 Rankin 量表(modified rankin scale,mRS 0~1)、死亡和出血等结局的比值比(odds ratio,OR)(表 11-2),脑卒中复发率、死亡率、非卒中死亡率及脑卒中复发后残疾程度分布情况等方面的模型参数数据(表 11-3)来自文献回顾和 TIMS-CHINA 研究。

表 11-1　中国缺血性脑卒中登记研究中 3h 内溶栓病人基本信息(n=754)

基线特征	结果
年龄(岁),均数(标准差)	63.2(11.11)
女性[n(%)]	305(40.45)
入院前 mRS 0~1[n(%)]	722(95.76)
入院前 NIHSS[中位数(四分位间距)]	11(7~16)
高血压[n(%)]	437(57.96)
糖尿病[n(%)]	138(18.30)
高血脂[n(%)]	55(7.29)
卒中史[n(%)]	136(18.04)

注:mRS:改良 Rankin 量表;NIHSS:美国国立卫生研究院卒中量表

表 11-2　不同时间段 rt-PA 治疗结局与疗效数据

模型参数	0~1.5h	1.5~3h
病人比例	8.5	91.5
溶栓后 90d 功能结局（%）		
无残疾（mRS 0~1）	53.97	47.11
轻中度残疾（mRS 2~3）	23.81	24.89
重度残疾（mRS 4~5）	9.52	18.37
死亡（mRS 6）	12.70	9.63
症状性颅内动脉出血	4.69	3.05
90d OR 值（95%CI）		
mRS 0~1	2.55（1.44~4.52）	1.64（1.12~2.40）
死亡	0.78（0.41~1.48）	1.13（0.70~1.82）
症状性颅内动脉出血	8.23（2.39~28.32）	8.23（2.39~28.32）

注：mRS：改良 Rankin 量表；OR：比值比；TIMS-CHINA：中国缺血性脑卒中登记

2. 成本　利用现有数据库数据收集相关成本数据。成本包括 rt-PA 药品费用、其他治疗费用、检查费用及其他医疗服务费用，溶栓后出血等不良事件的治疗费用，出院后医疗费用（门诊与住院康复、急诊与二级预防用药等）（表 11-3）。由于病人的间接成本和隐形成本难以计算，暂不考虑因发病而引起的劳动生产力丧失等间接经济成本和隐形成本。

表 11-3　模型中使用参数的估计值与变异范围

模型参数	估计值	范围
转移概率		
卒中复发率（每人年）	0.1181	0.1123~0.1241
卒中复发的死亡率	0.2101	0.1887~0.2316
年龄别非卒中死亡率	0.0089~0.1654	
成本（转换为 2011 年标准）		
rt-PA 治疗额外费用	10 830	8385~12 630
症状性颅内动脉出血额外费用	2300	500~4800
单次住院费用		
mRS 0~1	9526	5502~12 630
mRS 2~5	12 595	6922~16 516
mRS 6	10 794	5072~14 267

续表

模型参数	估计值	范围
年出院后治疗费用		
mRS 0～1	6773	2028～8639
mRS 2～5	10 305	2592～12 959
健康效用		
无残疾（mRS 0～1）	0.92	0.84～1.00
轻中度残疾（mRS 2～3）	0.56	0.34～0.78
重度残疾（mRS 4～5）	0.13	0.00～0.31
死亡（mRS 6）	0	0.00～0.00
贴现率		
成本	0.03	0.03～0.08
健康效用	0.03	±20%

注：CNSR：中国卒中登记；TIMS-CHINA：中国缺血性脑卒中登记

3. 健康效用　根据 mRS 评分情况，将病人的健康状况划分为 4 个状态：无残疾（mRS 0～1），轻度或中度残疾（mRS 2～3）、重度残疾（mRS 4～5）和死亡（mRS 6）。在 Markov 模型模拟过程中，病人的健康状况在这 4 个状态间转换。通过查阅文献得到 4 个状态的健康效用值（表 11-3）。两种治疗方案的健康效用采用健康调整寿命年（quality-adjusted life years，QALYs）表示。QALYs 的计算方法为：某一健康状态的效用赋值乘以在这一状态下的生命年。所有健康效用和资金进行时间贴现，贴现率取 3%（表 11-3）。

（三）成本效用分析

采用增量成本效果比（incremental cost-effectiveness ratio，ICER）对两种治疗方案的成本效用进行评价。ICER 表示每获得一单位健康效应所需的成本。分别评价短期（2 年）和长期（30 年）的 ICER 值。

$$ICER=\Delta C/\Delta E=(成本_{新干预措施}-成本_{对照})/(效果_{新干预措施}-效果_{对照})$$

ΔC：增量成本；ΔE：增量效果，通常以获得的增量质量 QALY 表示。

ICER 大小及意义的判断采用世界卫生组织宏观经济学和卫生委员会（2011）建议的意愿支付界值进行判断：①增加的成本完全值得：ICER<1 人均国内生产总值（gross domestic product，GDP），中国人均 GDP 为 35 100 元 /QALY；②增加的成本可以接受：ICER<3 人均 GDP/QALY；③增加的成本不值得：ICER>3 人均 GDP/QALY。

（四）敏感性分析

溶栓治疗长期（30 年）的成本效用分析结果的稳定性采用单因素敏感性分

析和概率性敏感性分析进行分析。单因素分析为结合实际情况对模型中的每一参数设定可能的取值范围,在固定其他因素不变的条件下,取不同可能值用模型计算 ICER 值,其结果用龙卷风图表示。概率性敏感性分析根据各参数的分布类型,采用 Monte Carlo 模拟的方法进行估计,模拟次数为 10 000 次,其结果采用成本效果可接受曲线表示。

（五）结果

1. 成本效用估计值　表 11-4 显示模型模拟后短期和长期两种治疗策略下平均每人的成本与健康效用情况。结果显示,rt-PA 治疗后 1 年平均每位病人增加成本 10 130 元,同时增加 0.1 个 QALY,ICER 值为 93 796 元 /QALY,ICER<3 个人均 GDP（105 000 元）/QALY,rt-PA 治疗增加的成本即已是可以接受的。rt-PA 治疗后 30 年平均每位病人增加成本 4780 元,同时增加 0.8 个 QALY,ICER 值为 5953 元 / QALY,ICER<1 个人均 GDP（35 100 元）/QALY,rt-PA 治疗增加的成本完全值得。

表 11-4　模型拟合后平均每人成本与健康效用情况

治疗后年限	治疗策略	QALYs	成本（元）	ICER（元 /QALY）
1 年	无 rt-PA 治疗	0.642	20 750	—
	rt-PA 治疗	0.75	30 880	93 796
2 年	无 rt-PA 治疗	1.064	29 600	—
	rt-PA 治疗	1.257	39 050	48 964
30 年	无 rt-PA 治疗	4.429	127 190	—
	rt-PA 治疗	5.232	131 970	5953

注: QALYs: 健康调整寿命年; ICER: 增量成本效果比

2. 单因素敏感性分析　对模型中主要的参数进行单因素敏感性分析可知,1.5h 内治疗时 90d 无依赖的 OR 值、年出院后治疗费用等参数对模型拟合结果影响较大。而发生症状性颅内动脉出血的 OR 值、发病后死亡的病人单次住院费用及发生症状性颅内动脉出血的额外治疗费用等因素对模型拟合结果影响较小。所有参数单因素变化时,均仍低于 ICER<1 个人均 GDP（35 100 元）/QALY 的标准,增加的成本完全值得。对模型结果影响较大的前十位因素（龙卷风图）见图 11-2。

3. 概率性敏感性分析　对 30 年模拟结果进行概率性敏感性分析显示模型拟合结果较为稳定。概率性敏感性分析成本效果可接受曲线见图 11-3。进行 10 000 次模拟后,有 22.8% 的模拟结果认为 rt-PA 治疗是可以节约成本的,95.1% 的模拟结果是 ICER<1 个人均 GDP（35 100 元）/QALY,增加的成本完全值得,99.6% 的模拟结果是 ICER<3 个人均 GDP（105 000 元）/QALY,增加的成本可以接受。

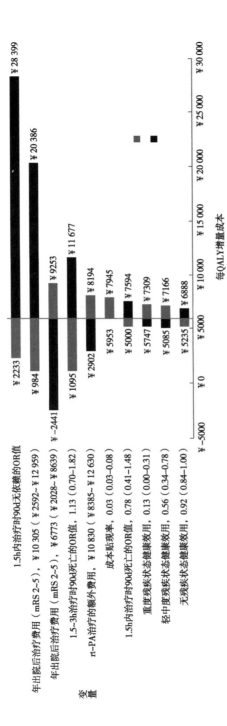

图 11-2 模拟 30 年后结局单因素敏感性分析结果龙卷风图

注：mRS：改良 Rankin 量表；rt-PA：重组人组织型纤维蛋白溶酶原激活剂；OR：比值比；QALYs：健康调整寿命年

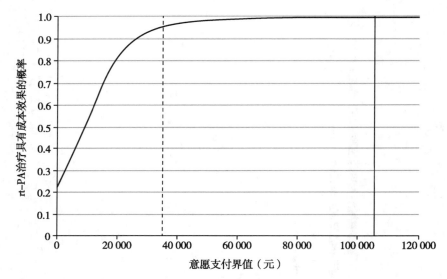

图 11-3　成本效果可接受曲线

注：虚线表示 1 个 GDP 作为意愿支付界值（35 100 元 /QALY），实线表示 3 个 GDP 作为意愿支付界值（105 000 元 /QALY）。rt-PA：重组人组织型纤维蛋白溶酶原激活剂；GDP：国内生产总值；QALY：健康调整寿命年

　　决策结果显示，在我国当前国情背景下，相对于无溶栓治疗，急性缺血性脑卒中病人 3h 内 rt-PA 溶栓后短期（1 年或 2 年）和长期（30 年）均具有经济性。

（侯云英）

第三节　急性冠脉综合征病人临床护理决策分析

　　急性冠脉综合征（ACS）是指冠状动脉内不稳定的粥样斑块破裂或糜烂引起血栓形成所导致的心脏急性缺血综合征，涵盖了 ST 段抬高型心肌梗死（STEMI）、非 ST 段抬高型心肌梗死（NSTEMI）和不稳定型心绞痛（UA），其中 NSTEMI 与 UA 合称非 ST 段抬高型急性冠脉综合征（NSTE-ACS）。ACS 的发病率在我国逐年增加，《中国心血管病报告 2014》显示，全国有心肌梗死病人 250 万；心血管病死亡占城乡居民总死亡原因的首位，2013 年农村地区急性心肌梗死（AMI）死亡率为 66.62/10 万，城市地区为 51.45/10 万。同时随着生活水平提高及生活压力增大，急性冠脉综合征有年轻化趋势。有动脉粥样硬化"四大诱因"（即高血压、高胆固醇血症、吸烟和糖尿病）的病人，在青年期即可发生急性冠脉综合征。

【案例 11-3】

阿春,男性,69 岁,退休工人,育有一子一女,子女体健,子女均为公司职员。老伴健在,因脑梗死偏瘫卧床一年。平时两位老人单独居住,子女每周过来探望 1~2 次。

阿春吸烟 50 余年,20 支 /d,无饮酒嗜好。早餐常以隔夜剩菜泡饭,中午及晚上多以红烧肉、脆皮鸭等荤菜搭配青菜,主食以面、饭为主。因老伴瘫痪在床,故阿春负责家中主要家务。

既往有高血压病史 1 年,未服药治疗,平素测血压最高达 170/100mmHg,平均 150~160/90~100mmHg,否认糖尿病病史,否认慢性肾病病史,否认肝炎、肺结核等传染病史。病人于 5 年前始无明显诱因出现胸前区闷痛,范围约一手掌大小,无放射痛,持续约 10min 自行缓解,未予重视。5 年来,类似症状反复发作,曾至当地医院就诊,考虑慢性胃炎(未行胃镜、GI 等检查明确),予护胃等治疗后症状好转。

晚 20 点始,阿春于卧床休息时再次出现胸前区闷痛,持续 15min 后自行缓解,凌晨 1 点再次出现胸闷痛症状,持续约 20min 后缓解,今晨 5 点病人再次出现胸前区闷痛,较前加重,伴心悸乏力、头晕、大汗淋漓,持续 4h 不缓解,遂至当地医院就诊,当地医院急查心电图示:V_1~V_5 ST 段弓背向上抬高 0.50~1.20mV,遂转至我院。

【决策问题】

如何快速决策就医问题?

【决策分析过程】

对我国 ACS 病人死亡原因进行分析的相关研究显示,急性冠状动脉硬化性心脏病事件死亡约 50% 发生于院前,而院前死亡的 50% 又集中在发病后的 1h 内。在症状发生后的"1h"内,"1h"的界定即 door(医院门)to balloon(球囊开通)再灌注治疗,最大限度地缩短院前就医延迟时间,是降低院前病死率的关键。根据国内研究数据显示 ACS 病人存在不同程度的延迟,院前延迟占就医延迟的 62%~70%,且影响因素众多。具体影响因素见图 11-4。

结合阿春的情况,其在社会人口学因素、临床特点以及认知因素方面具有不同的影响因素,导致其就医延迟。如果能通过对 ACS 病人就医延迟的风险进行评估,识别出有延迟倾向的高风险人群,并对其进行重点管理,即可最大限度地减少院前就医延迟时间。目前大部分研究仅仅停留在对于院前延误的时间分布和影响因素的分析,尚无针对潜在 ACS 病人就医延迟倾向的风险评估工具。

目前应用较多的相关评估工具主要有：ACS 反应指数量表、急性心肌梗死高危者院前延迟行为意向测评量表等工具。

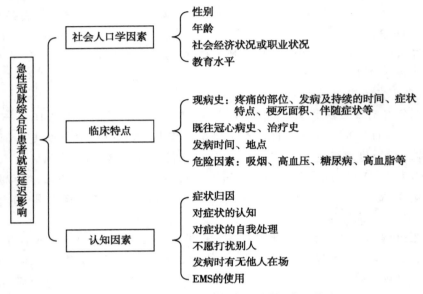

图 11-4　ACS 病人就医延迟影响因素汇总

【个案发展】

急诊室，入院查体：T: 36.2℃；P: 78 次 /min；R: 18 次 /min；BP: 172/102mmHg。病人神志清，精神可，颈静脉无怒张，肝颈静脉回流征阴性。双肺呼吸音粗，两下肺可闻及少许湿啰音。辅助检查：心电图：$V_1 \sim V_5$ ST 段弓背向上抬高 0.50～1.20mV。入院心电图：ST $V_1 \sim V_6$ 弓背向上抬高 0.30～0.70mV。

【决策问题】

如何急诊快速诊疗？

【决策分析过程】

目前关于 ACS 新的诊断技术、新的治疗手段和护理措施更新较快，特别是对再灌注治疗的研究较多，ACS 的急诊诊疗流程呈现标准化、规范化的趋势，具体诊治流程见图 11-5。参考《2015 年欧洲心脏病学会（ESC）非 ST 段抬高型急性冠脉综合征管理指南》和 2015 年中华医学会心血管病学分会、中华心血管病杂志编辑委员会《急性 ST 段抬高型心肌梗死诊断和治疗指南》等主要学术文件共同制定急性冠脉综合征急诊快速诊疗指南，根据该指南中 STEMI 病人溶栓治疗的推荐意见（具体见表 11-5），结合阿春的实际病情，医生与家属沟通后，家属同意立即行急诊经皮冠状动脉介入治疗（percutaneous coronary intervention，PCI），具体见表 11-6。

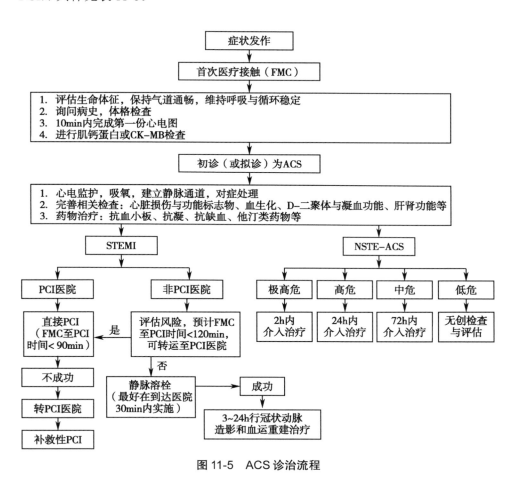

图 11-5　ACS 诊治流程

　　手术前，护理人员要让病人绝对卧床休息，密切监测病人的生命体征，并准备好除颤仪，一旦发现室性心律失常，要立刻进行抢救。给予病人 5L/min 的氧气吸入，为病人建立静脉通道，采取左侧肢体穿刺。同时，护理人员还要做好病人的心理疏导，对病人进行健康宣教，以自己的专业能力取得病人的信任，增强病人治愈的信心，帮助病人保持愉快的心理状态，以免不良情绪导致心肌耗氧量增加和心律失常，提高病人的配合程度。此外，护理人员还要做好有关的准备工作，对病人进行备皮、传染病筛查、凝血、血型以及血常规等检查。

表 11-5　STEMI 病人静脉溶栓治疗的推荐意见

推荐意见	建议分类	证据级别
对发病 3h 内的病人，溶栓治疗的即可疗效与直接 PCI 基本相似，建议有条件时可在救护车上开始溶栓治疗	Ⅱa	A
发病 12h 内，预期 FMC 至 PCI 时间延迟大于 120min，建议无禁忌者行溶栓治疗	Ⅰ	A
发病 12～24h 内，仍有进行性缺血性胸痛和至少 2 个胸前导联或肢体导联 ST 段抬高>0.1mv，或血流动力不稳定的病人，若无直接 PCI 条件，建议溶栓治疗是合理的	Ⅱa	C
拟行直接 PCI 前不推荐溶栓治疗	Ⅲ	A
ST 段压低的病人（除外后正壁心肌梗死或合并 aVR 导联 ST 段抬高）不建议溶栓治疗	Ⅲ	B
STEMI 发病超过 12h、症状已缓解或消失的病人不建议溶栓治疗	Ⅲ	C

表 11-6　STEMI 病人 PCI 治疗

推荐意见	建议分类	证据级别
发病 12h 内（包括后正壁心肌梗死）或伴有新出现左束支传导阻滞的病人	Ⅰ	A
伴严重急性心力衰竭或心源性休克时（不受发病时间限制）	Ⅰ	B
发病 12～24h 具有临床和（或）心电图进行性缺血证据	Ⅰ	C
对因就诊延迟（发病 12～48h）并具有临床和（或）心电图缺血证据的病人行直接 PCI	Ⅱa	B

【个案发展】

病人术后第二天突发急性心力衰竭，心电监护显示：BP：245/110mmHg，HR：120 次 /min，R：30 次 /min，SpO_2：70%～78%。查体：双肺布满湿啰音，闻及哮鸣音。考虑急性心力衰竭。故紧急予甲泼尼龙 40mg 减轻肺水肿、呋塞米 40mg 静脉推注利尿、硝酸甘油 10mg 静脉滴注扩张冠状动脉，降压、吗啡 3mg 皮下注射镇静以缓解肺水肿，予以无创呼吸机辅助通气。

【决策问题】

如何关注 PCI 术后心力衰竭危险因素？

【决策分析过程】

目前临床中，尽管进行积极的再灌注治疗，但一部分病人在梗死相关动脉再通后仍出现了心力衰竭，部分病人甚至难以纠正而死亡，从而降低了 ACS 病人急诊 PCI 手术的获益。冠心病及心力衰竭这两种疾病往往并存及相互影响，长期冠心病可导致心脏功能下降，最终可以出现心力衰竭；慢性心功能不全，心室功能损害逐渐加重，可以加重冠心病病人病情甚至导致猝死。因此尽早掌握病人个性化的心力衰竭危险因素，为医生及护士预防心脏不良事件提供决策依据。

对行急诊 PCI 术高危病人，如高龄、合并糖尿病、肾脏病、心功能不全、冠脉多支病变、左主干病变等，术后应加强心电监护，一旦发现呼吸困难、血压下降、心率增快、低氧血症等生命体征异常，表明可能并发心力衰竭或心源性休克，需立即抢救。虽然高危病人，多支病变、梗死相关血管严重钙化、血栓负荷过重，造成手术时间过长，以及术后排便困难等，从而导致心力衰竭的发生。但是护士只要重视对高危病人的监护，同时做好生活护理，加强饮食、排便和休息指导，让病人及家属了解一切诱发因素，帮助其消除焦虑、恐惧，必要时对精神过度紧张者适当应用镇静剂，对心功能较差者严格限制液体的入量，观察出入液体的变化，可以使病人得到有效及时的预防和治疗。

目前 PCI 手术可以快速有效达到血管再通，缓解症状的作用，但不能阻止动脉粥样硬化的过程。如果病人因为手术时间短，痛苦小且可以迅速缓解症状或住院时间短，减少了病人的疼痛经历等原因，而不重视对急性冠脉综合征发病危险因素的控制，则会引起支架内再狭窄，再阻塞以及住院率和死亡率的升高。研究表明，急性冠脉综合征的发生、发展以及预后与不良的生活方式密切相关。目前应用于改变病人生活理论模式有知信行、自我管理、跨理论等模式。目前针对病人行为改变的健康教育主要在临床护理基础上，以理论为框架，以普及知识为目的，根据病情机制和治疗护理要点，实施全面、全程的健康教育；时间上由住院期间的教育扩展为出院后 6 个月的健康教育；形式上改变以往单纯的口头宣教以讲解和健康教育手册结合的方式；内容上包括疾病的基本医学知识、PCI 相关知识、用药指导、科学的饮食及运动、心理等综合性的健康教育。

（孟红燕）

第四节　肿瘤晚期病人压疮预防的临床护理决策分析

【案例 11-4】

病人，男，75 岁，因"膀胱癌术后，肺部感染一周"收治入院。病人神志清,精神差。实验室检查结果:血清总蛋白 56g/L,白蛋白 27g/L,空腹血糖 5.2mmol/L。血常规检查:血红蛋白 90g/L,白细胞计数 $11.2×10^9$/L,中性粒细胞 77%。护理评估结果:体温 38.5℃,双下肢水肿,皮肤弹性差,营养评分 3 分,BMI 指数 17,Braden 压疮危险因素评分为 15 分,病人不能自行翻身。

【决策问题】

癌症晚期病人由于肿瘤的侵犯及多系统功能衰竭,往往会出现多样、复杂、严重的临床表现,最终卧床不起或强迫体位。长期水肿会导致病人皮肤张力下降,体内毛细血管受压,成为压疮发生的高危人群。为了预防压疮的发生、发展,目前临床护理中一般采取常规每 2h 翻身一次,仰卧位与仰卧位向左(或向右)倾斜 30°交替或仰卧位与左右 90°侧卧位交替的翻身方法,但频繁翻身会让病人感到不适,干扰病人休息尤其是夜间睡眠质量等,不同的翻身方法亦未明确何种更优。近年来随着气垫床、黏弹性泡沫床的使用,针对有压疮发生风险的病人,可考虑将翻身频率延长到每 4h 一次,采用仰卧位与仰卧位向左(或向右)倾斜 30°交替的方法可有效减少局部压力。因此,对于该病人,提出如下护理问题:

1. 此类肿瘤病人是否存在发生压疮的风险?
2. 此类病人有效减压的辅助工具有哪些?
3. 肿瘤晚期病人最佳翻身频率和角度是多少?
4. 受压部位皮肤出现颜色发红时,局部按摩是否为有效预防措施?

针对上述护理问题,如何利用最佳的证据,结合病人具体情况,制定合理的临床护理策略呢?首先,基于循证护理的方法,将该例病人的护理问题按照循证护理 PICO 原则转化为:P:有压疮发生危险且不能自主变换体位的癌症病人;I:压疮预防措施;C:常规护理措施:每 2h 翻身,按摩尾骶部皮肤;O:压疮发生情况及严重程度。

【证据检索】

按照目前公认的证据强度高低,依次查找有关的临床指南、系统评价(SR)和设计良好的大样本随机对照试验(RCT)。如果没有,则依次补充小样本 RCT、非随机对照试验(CCT)。

(一)数据库

按照循证护理证据的检索步骤,计算机检索 National Guideline Clearing-house(NGC)、Database of Abstracts of Reviews of Effects(DARE)、The Cochrane

Library、Cochrane Central Register of Controlled Trials、PubMed 及 CBM。检索时限为 2005—2015 年，收集相关临床实践指南、系统评价和试验研究。

（二）检索词

1. 主题词　pressure ulcer（压力性溃疡）、bedsore（褥疮）、decubitus ulcer（压疮）、pressure sore（受压溃疡）。

2. 副主题词　diet therapy、nursing、prevention & control。

3. 检索式

（1）"pressure ulcer".mp

（2）（"pressure ulcer"and prevention）. mp

（3）exp pressure ulcer/nu、pc、rt、th and prevention，mp，and rct. mp。

（三）检索结果

初步检索得指南 9 篇、系统评价 32 篇、原始研究 71 篇。通过逐一阅读文题及摘要初筛，再进一步阅读全文复筛，最终纳入临床实践指南 4 篇，系统评价 4 篇，RCT1 篇。

【证据质量评价】

将检索结果的真实性、重要性和适用性按照 JBI 证据分级及推荐级别进行分级和评价。9 个证据中，4 个为临床实践指南，其中 1 篇来自临床系统改进协会（Institute for Clinical Systems Improvement，ICSI），1 篇来自伤口造口护士协会（Wound，Ostomy and Continence Nurses Society，WOCNS），1 篇来自 ayelloy 等基于论据发布的临床指南，1 篇来自 2009 年美国国家压疮专家组（National Pressure Ulcer Advisory Panel，NPUAP）发布的临床指南。检索到的 4 篇系统评价均纳入了高质量 RCT，方法学明确。检索到的 1 篇 RCT 随机分组情况与方法明确，组间基线一致，样本量较大。采用盲法，对混杂和干扰因素控制较好。因此上述证据强度高，结论可靠度高。

【循证结果】

（一）压疮风险评估

美国伤口造口失禁护士协会 2010 年临床实践指南指出：应使用一个可靠有效的风险评估工具（B 级推荐），在入院时和定期重复的基础上或者当个人病情有显著变化时（C 级推荐），定期检查和评估皮肤，不能自主运动者应更频繁地监测，评估内在或外在风险因素，如尿失禁、营养状况等（C 级推荐）。Ayello 等基于论据的临床实践指南指出：易发压疮的病人每 24～48h 评估一次，重症病人每 12h 评估一次（A 级推荐）。建议使用信度和效度高的评估工具 Braden

量表（A级推荐）。Braden量表得分15~18分提示有发生压疮的风险，应给予病人主动或被动运动、频繁翻身、保护足跟和使用减压支持等护理措施；得分13~14分提示有中度风险，除给予上述护理措施外，增加使用泡沫垫，身体左右30°侧卧翻身；得分10~12分提示有高度风险，护理措施上还应增加翻身频率，小幅度的姿势变换；得分9分提示有极高风险，在护理措施上增加使用减压装置并做好皮肤的管理（A级推荐）。

（二）压疮预防的减压装置和敷料

不同的支持表面（如床、床垫）旨在缓解压力，用于缓冲脆弱身体部位的压力和更加均匀地分散压力。在床上或轮椅上使用减压装置，可以使压力重新分布。在所有受压点持续使用减压措施，尤其是不能自由翻身的高危压疮病人能预防压疮的发生。如果病人不能频繁翻身，应积极使用支持面（毯子或者气垫）（B级推荐），但减压装置或辅料只能作为翻身的辅助手段，而不能替代翻身计划（C级推荐）。

McInnes等对支持表面（如床、床垫、坐垫等）预防压疮的效果进行了系统评价，1个53例的研究显示：泡沫垫替代标准医院床垫，能降低危险人群压疮的发生率（RR 0.40，95%可信区间0.21~0.74）。交替充气垫或动态空气垫或空气悬浮床与标准医院床垫相比能降低压疮发生率。交替充气垫与低压静态气垫的相对优势尚不清楚。小腿下垫枕头或泡沫垫可减少足跟部的压力，建议枕头纵向地放置在小腿腓肠肌下，并使足跟部悬浮在空中（C级推荐），衬垫装置如卷起的毛巾或床单实际上是增加压力而不能减轻压力。

（三）最佳翻身频率和角度

临床实践指南指出，翻身频率受多方面因素影响，包括病人个体组织的耐受力和病人的活动能力、病人的舒适度以及是否使用辅助减压的床垫。

1. 最佳翻身频率　Defloor等从符合纳入标准的838例病人中随机抽取262例病人，再随机分为4组，其中A、B组病人卧于普通医院床垫，翻身频率分别为每2h一次和每3h一次；C、D组卧于黏弹性泡沫减压床垫，翻身频率分别为每4h一次和每6h 1次，研究结果显示：Ⅰ度压疮的发生率各组间差异无统计学意义，但Ⅱ度及以上压疮的发生率C组（3.0%）低于其余三组（14.3%~24.1%），差异有统计学意义，说明减压床联合每4h一次的翻身是预防压疮的最佳策略，但该研究也说明，使用减压床的成本花费较高，选择方案时需考虑。Vanderwee等的研究基于侧卧位时局部所受压力大于仰卧位，将235例病人随机分为两组，试验组（122例）采用侧卧位每2h翻身1次、仰卧位每4h翻身一次的策略，对照组（113例）采用每4h翻身1次的策略，两组病人均卧于黏弹性橡皮泡沫减压床垫上，且两组其余基线条件均可比分析，结果显示两组压疮的发生率、严重程度、位置和发生压疮的时间差异无统计学意义（$p > 0.05$），说明更频繁的翻身并不一定能减少压疮的发生。Lee 等的系统评价结果显示，如病人卧于减压床垫，翻身频率可以降低至每 4h 1 次。根据上述研究，从预防压疮角度出发，采用减压床卧床方法，可减少翻身频率至每 4h 1 次。

2. 最佳翻身角度　指南指出，翻身角度为 30° 侧卧（B 级推荐），不要使病人 90° 侧卧，否则会压迫股骨粗隆处；抬高床头低于 30° 可预防剪切力相关的损伤并避免使用橡胶圈（C 级推荐）。Moor 等将符合纳入标准的 213 例病人随机分为两组，试验组（99 例）使用仰卧位与仰卧位向左（或向右）30° 倾斜交替的翻身方法，对照组（114 例）使用仰卧位与左（或右）侧卧位 90° 交替的翻身方法。结果显示试验组压疮发生率（3%）与对照组（11%）相比，差异有统计学意义 [$p=0.035$, 95% 可信区间（0.031, 0.038）]，仰卧位与仰卧位向左（或向右）倾斜 30° 的翻身方法更佳。

（四）受压部位皮肤颜色发红时的处理

指南指出，按摩对压疮预防的有效性证据不足，不要把按摩骨隆突部位的皮肤作为预防压疮的策略（B 级推荐），也不要用力摩擦皮肤，这样会增加发生压疮的风险。有研究证明，按摩会升高局部皮肤温度，增加局部氧耗，对预防压疮有害无益。连续受压后，当压力解除后局部会出现反应性毛细血管充血而发红，在解除压力 15min 后发红区会褪色恢复正常。

【护理决策（证据应用）】

本例病人目前 Braden 量表评分为 15 分，属于有发生压疮风险的病人。告知病人及家属压疮发生的风险，根据病人的实际情况，结合上述循证证据，征求病人和家属意见后，为病人制订个体化的护理策略：①采用 Bradne 量表进行评估，时间点为入院时、入院后每 24h 评估一次；②使用充气床垫，枕头纵向地放置在小腿腓肠肌下，并使足跟部悬浮在空中，避免使用橡胶圈；③考虑病人的舒适度，床头低于 30°，采取 30° 左右侧卧每 4h 翻身一次的计划；④受压部位皮肤出现颜色发红时，嘱照顾者不要按摩局部，等待 15min 后局部会自然恢复；⑤指导并教会相关照顾者各种预防压疮的方法，给予预防压疮健康宣教手册。

在病人、家属及医护人员的配合下，应用上述证据对该病人进行护理干预，病人治疗及护理期间未发生任何压疮，皮肤完整、颜色正常，病人及家属均对预防压疮的效果感到满意。

（侯云英）

爱上思考:

1. 针对临床上遇到的内科病例,使用循证护理的方法凝练护理问题,检索相关证据,评价证据的质量,据此制订护理方案。

2. 如何评估急性冠脉综合征病人是否有就医延迟倾向?

3. 急性冠脉综合征病人 PCI 术后发生心力衰竭的危险因素有哪些?

1. 识记静脉血栓栓塞性疾病临床表现及治疗。
2. 理解循证医学证据的检索与应用。
3. 运用临床护理决策选择静脉血栓栓塞性疾病的治疗方案。
4. 运用所学知识甄别外科护理实践中需要进行临床决策的问题。
5. 运用循证决策分析的基本步骤对临床实际护理问题进行正确的决策分析。

第一节 术后疼痛病人临床护理决策分析

术后疼痛是临床最常见、最需紧急处理的急性疼痛(术后即刻发生,可持续 7d 左右),若不能及时有效处理,会对机体产生一系列的不良影响,如增加机体的氧耗量、心率增快、心脏负荷增加,增加冠心病病人心肌缺血及心肌梗死的危险性;手术损伤激活伤害性感受器,进而触发有害脊髓反射弧,抑制膈神经兴奋的脊髓反射,引起术后肺功能降低,特别是上腹部和胸部手术,疼痛导致呼吸浅快、呼吸辅助肌僵直导致通气量减少、无法有效地咳嗽,无法及时清理呼吸道分泌物,易导致肺部并发症等。疼痛还会导致机体活动受限,导致深静脉血栓形成。疼痛还会影响病人的睡眠和食欲,长时间不能缓解的疼痛甚至会引起病人焦虑、恐惧、抑郁等心理障碍,影响病人的生活质量甚至疾病的康复。髋关节置换术后的病人,常经受难以忍受的疼痛,而关节置换术后又需病人及早进行功能锻炼,以促进关节功能康复,但剧烈的疼痛使得病人的关节活动受限或不愿意进行运动,从而影响了病人的疾病康复进度,延长病人的住院时间、增加病人的住院花费,甚至会增加相关并发症的发生率。随着医疗水平的不断提高,疼痛管理领域也在随之不断发展,体现在镇痛药物的种类和给药方式的不断革新,为此医护人员面临的最大挑战就是如何在如此繁多的镇痛药物、镇痛方式中,为术后疼痛病人选择及时、有效的疼痛管理措施。本章节即围绕髋关节置换术病人术后镇痛的案例,分析其临床决策过程。

【案例 12-1】

张先生,55 岁,退休工人,高中文化,汉族,已婚。一天前行走时不慎跌倒致左髋部疼痛,不能站立及行走,无昏迷及呕吐,就诊后被诊断为"左股骨颈骨折",拟行"左髋关节置换术"。考虑到术后病人的疼痛较为严重,可能会影响病人的术后关节康复锻炼,医生建议张先生采用"病人自控镇痛(patient controlled analgesia,PCA)"方法进行术后疼痛管理,目前用于髋关节置换术的 PCA 给药途径有静脉 PCA、硬膜外 PCA 两种方式。两种方式对张先生来说,都有一定的益处和相关的风险,而目前为止,张先生尚不能确定选哪种方式进行术后镇痛,因此请教护士协助他做出合理决策。

【决策问题】

在本案例中,由于张先生要接受髋关节置换术,术后可能面临重度疼痛,需要采用 PCA 进行疼痛管理,而目前张先生面临的主要决策问题就是选何种给药途径来实施 PCA 镇痛。对于备选的 2 个方案中,各有相应的益处和风险,为有效地解决该问题,将采用构建决策树的方法来帮助张先生进行决策分析。

【决策分析过程】

(一)基于决策问题构建决策树

在构建决策树之前,可先将各备选方案的益处和风险进行列表(决算表),为后续的决策分析提供信息支持。本案例中两种给药途径的益处和风险的决算表详见表 12-1。两种给药途径推荐给药方案详见表 12-2、表 12-3。

表 12-1　PCA 给药途径决策分析表

方案	益处	风险
静脉 PCA(PCIA)	适用于术后中、重度疼痛,置管难度小	病人可并发低血压、恶心呕吐、皮疹、呼吸抑制、嗜睡、头晕、导尿管留置时间延长
硬膜外 PCA(PCEA)	适用于术后中、重度疼痛	置管难度大,使用后病人可并发低血压、头晕、导尿管留置时间延长、下肢乏力或麻木

注:呼吸抑制:是指出现以下任意一项者:① $V_T \leqslant 5ml/kg$ 或低于基础值的 25%;② $R \leqslant 8$ 次 /min;③ $SpO_2 \leqslant 90\%$;④ $PETCO_2 \geqslant 50mmHg$;⑤呼吸停止时间 $\geqslant 15s$

低血压:$SBP < 80mmHg$ 或下降超过其基础值的 30%。导尿管留置时间延长:留置超过 48h

表 12-2 PCIA 推荐给药方案

药物（浓度）	负荷剂量	Bolus 剂量	锁定时间	持续输注
吗啡（1mg/ml）	1～4mg	1～2mg	5～15min	0.5～1mg/h
芬太尼（10μg/ml）	10～30μg	20～40μg	5～10min	0～10μg/h
舒芬太尼（2μg/ml）	1～3μg	2～4μg	5～10min	1～2μg/h
布托啡诺	0.5～1mg	0.2～0.5mg	10～15min	0.1～0.2mg/h
曲马多	50～100mg	20～30mg	6～10min	1～15mg/h

表 12-3 PCEA 推荐给药及方案

药物种类		方案
局麻药	阿片类药物	
罗哌卡因 0.1%～0.2%	舒芬太尼 0.3～0.6μg/ml	首次剂量 6～10ml/h；维持剂量 4～6ml/h
布比卡因 0.1%～0.125%	芬太尼 2～4μg/ml	冲击剂量 4～6ml/h；锁定时间 20～30min
左旋布比卡因 0.1%～0.2%	吗啡 20～40μg/ml	最大剂量 12ml/h
氯普鲁卡因 0.8%～1.4%	布托啡诺 10～20μg/ml	

　　参考 PCA 给药途径决策分析表中的内容，构建张先生术后疼痛管理决策树，决策树中主要包括所面临的各种备选方案（方案各分支汇聚点采用小方框表示）和每个备选方案所面临的不确定性（汇聚点用圆圈表示），包括每个选项所面对的益处和风险（图 12-1）。为了使决策模型简化，本模型仅纳入了针对不同给药途径最主要的益处和风险，即病人的疼痛是否缓解、是否发生低血压。

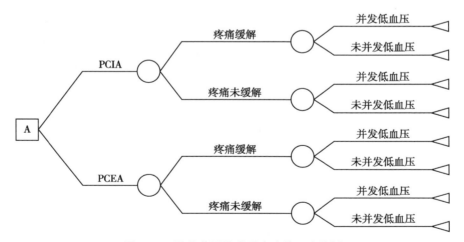

图 12-1 髋关节置换术后疼痛管理决策树

在决策模型中理想的状态是将所有的风险均纳入进来,这样可能会更好地反映所面临的决策问题,但同时也会增加决策模型的复杂性而不利于理解,且由于各风险发生的概率和所造成的后果严重程度各异,因此在构建决策树的过程中,往往纳入的是最主要的益处和风险。

(二)评估不同临床结局发生的概率,并将其添加到决策树中

在初步确定决策树的结构之后,最重要的就是确定决策树各节点的参数,即概率和效用值(具体评估方法已在第十章第三节中具体讲述)。在本案例中,系统检索了髋关节置换术后采用 PCA 镇痛管理的相关文献,考虑到国内外文化、医疗条件、医疗环境等方面的差异,首先检索中文数据库,当未能找到相关领域高质量的文献时,再检索国外文献,以期藉此构建的决策树更符合国内临床实际。以下是获得科研证据的过程:

1. 文献的纳入排除标准

(1)纳入文献的类型:RCT 或多项 RCT 的 meta 分析。

(2)研究对象:髋关节置换术后采用 PCIA 或 PCEA 镇痛者。

(3)结局指标:疼痛、低血压发生率。

2. 文献检索、筛选方法　以中文检索词"髋关节置换、疼痛、病人自控镇痛、PCA、PCIA、PCEA"检索中国期刊全文数据库(CNKI)、万方数据资源系统和中国生物医学文摘数据库(CBMdisc)。以英文检索词"hiparthroplasty/hip replacement/pain/ patient controlled analgesia/PCA/PCIA/PCEA"检索 Cochrane 图书馆、OVID 循证数据库、JBI 循证卫生保健数据库、PubMed、EMbase 数据库。

对检索到的文献,按照事先确定的纳入排除标准进行筛选,方法如下:首先阅读文题,如符合纳入标准,则进一步阅读摘要、全文,然后确定纳入文献。

3. 研究证据的方法学质量评价　鉴于源自高质量文献的概率可靠性更高,因此在获得文献后,不能立即提取其相关结局指标的概率,应首先对其进行方法学质量的评价。在检索到 2 篇相关文献时应取其方法学质量较高者作为概率的来源;若检索到多篇相关研究,则需剔除方法学质量差的研究后,取剩余研究的均值进行概率的估算。

(1)RCT 的方法学质量评价方法:采用 Cochrane 协作网 2011 年更新发布的"对干预性研究进行系统评价的 Cochrane 手册 -5.0.1 版"中关于 RCT 研究的方法质量评价标准,主要从随机顺序的产生、对随机方案的分配隐藏、对研究对象及干预实施者盲法的实施、对结果测评者盲法的实施、结局指标数据的完整性、选择性报告研究结果的可能性、其他方面偏倚的来源等 7 个方面对随机对照试验进行方法学质量评价,共 12 个条目。评价者需根据所评价文献的具体情况,对每个条目做出偏倚风险低(low risk of bias)、偏倚风险高(high risk of bias)、偏倚风险不清楚(unclear risk of bias)的判断,偏倚风险低者计 1 分,偏倚

风险高或不清楚者计 0 分,总分 12 分,得分越高,方法学质量越好,≥6 分被认为方法学质量较好。

（2）meta 分析的方法学质量评价方法:采用国际上应用最广泛的 OQAQ 标准（Oxman-guyatt overview quality assessment questionnaire）评价 meta 分析的方法学质量。该标准最初于 1988 年由 Oxman AD 等提出,后经修改被确定为 9 个方面 10 个条目,其涉及内容主要包括资料收集、检索策略、纳入和排除标准、选择偏倚、质量评价、数据合并和结论。该标准前 9 个条目分别依据系统评价/meta 分析的报告和实施情况按"充分"（报告并正确使用）和"不充分"（未报告或未正确使用）进行评价;最后一个条目评价系统评价/meta 分析的整体质量,评价者基于前面 9 个条目的情况酌情给予 1～7 分,分数越高,表示该文献的方法学质量越高,OQAQ 标准主要关注系统评价/meta 分析实施步骤的严谨性。

经系统检索、筛选文献,并对初步纳入的文献进行方法学质量评鉴,最终本文采用的概率证据是来自于 1 篇方法学质量较高的 meta 分析（表 12-4）。

表 12-4　髋关节置换术后疼痛管理决策的概率

结局	估计概率	范围
采用 PCIA 后疼痛缓解	0.78	0.76～0.83
采用 PCEA 后疼痛缓解	0.90	0.86～0.92
PCIA 镇痛并发低血压	0.03	0.02～0.20
PCEA 镇痛并发低血压	0.20	0～0.40

在获得不同结局的概率后,将其加入到决策树中,形成全髋关节置换术疼痛管理决策树对应的概率树,见图 12-2。

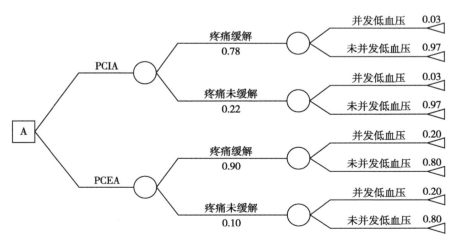

图 12-2　髋关节置换术后疼痛管理概率树

在上述概率树中,每个分支点后的概率之和均为 1,这是因为所有结果都是相互排斥的,也就是说,在一个分支后面不可能同时发生两个结果。例如,如果使用 PCIA 有 90% 的可能缓解全髋关节置换病人术后的疼痛,同时意味着 10% 的可能性病人疼痛不能得到缓解。

(三) 评估病人的意愿(用效应值表示),并将其添加到决策树中

在进行决策分析时,不仅需要考虑到各备选方案所对应的结局发生概率,还需考虑病人对可能发生结局的意愿(效应值)。目前用于效应值直接测评的工具主要包括等级尺度法、标准博弈法和时间权衡法;具体的测评方式主要包括运用上述工具直接测评、基于自身判断主观赋值、专家共识和查阅文献中的效用值。关于"PCIA 和 PCEA 用于髋关节置换术后镇痛相关结局的效用值"未能在文献中检索到,尽管新英格兰医学中心 CEAR 提供相关基于疾病分类的健康状态效用值,但考虑到病人的职业、教育程度、医疗保障形式、家庭收入等因素均会对其健康效用值产生一定的影响,而这些因素国内外差异较大,在采用 CEAR 提供的效用值来指导临床决策应持评判性的态度,可作为一个实际赋值的参考。本案例中,根据张先生自身的理解能力,采用等级尺度法对其进行各结局的直接测评。当然如果病人的理解能力较弱,无法理解直接测评工具所表达的意思,可以放弃直接测评的方法和工具,采用医护人员基于自身判断主观赋值。但值得注意的是对于同一种健康状态医护人员和病人的赋值可能存在很大差异;病人对某种健康状态的效用值会随着时间的变化而变化,会随着病人对某种健康状态的真实体验的加深而发生改变。根据 Naglie 等的建议,在综合效用值前,首先将结局分为长期和短期两种,然后将所有短期效果的效用值减去 1 得到负效用值。在决策树的每个分支中,将所有的长期效用值相乘,然后减去短期的效用值即为总的效用评级。最后将每个分支的效用值进行排序,确保效用值的意义。表 12-5 展示了图 12-1 中所涵盖的可能结果的效用值估算。

表 12-5 髋关节置换术后疼痛管理决策树中的效用值

结局	效用值	负效用值
短期结果		
PCIA	0.98	0.02
PCEA	0.99	0.01
症状改善	1	0
术后疼痛	0.82	0.18
长期结果		
低血压	0.62	

续表

结局	效用值	负效用值
PCIA 的结果		
使用 PCIA、症状改善、低血压	0.62−0.02−0=0.60	
使用 PCIA、症状改善	0.98	
使用 PCIA、症状未改善、低血压	0.62−0.02−0.18=0.42	
使用 PCIA、症状未改善	1−0.02−0.18=0.80	
PCEA 的结果		
使用 PCEA、症状改善、低血压	0.62−0.01−0=0.61	
使用 PCEA、症状改善	0.99	
使用 PCEA、症状未改善、低血压	0.62−0.01−0.18=0.43	
使用 PCEA、症状未改善	1−0.01−0.18=0.81	

（四）计算决策树的"期望值"，选择最佳方案

在获得决策树上各结局的概率值和效用值后，即可计算病人的期望效用值，采用的是决策树的返算法。返算起始于决策树的右侧，在每个分支将概率和效用值相乘，并将结果相加得到该点的期望效用值，然后进一步向左计算，直到达到决策点的分支。

1. PCIA 分支的期望效用值计算

（1）计算图 12-1 决策树中最上面的第一个分支：将这个分支（使用 PCIA、症状改善、低血压）对应的效用值（0.60）和患低血压的概率（0.03）相乘得出结果为 0.018。

（2）计算第二个分支：将这个分支（使用 PCIA、症状改善）对应的效用值（0.98）与未并发低血压的概率（0.97）相乘得出结果为 0.951。

（3）将上述两个值相加（0.018+0.951=0.969）后与疼痛缓解的概率（0.78）相乘（0.969×0.78=0.756）。

（4）用上述同样的方法返算"疼痛未缓解"相应的期望效用值并与未缓解的概率相乘（0.789×0.22=0.174）。

（5）计算 PCIA 用于髋关节术后镇痛的整体分支的期望效用值：通过将疼痛缓解分支与疼痛未缓解分支的计算结果相加（0.756+0.174=0.930）即可。

2. PCEA 分支的期望效用值计算：采用上述方法进行 PCEA 对应分支的期望效用值计算，并将其计算结果相加，得到 PCEA 用于髋关节术后镇痛的整体分支的期望效用值为 0.896（0.823+ 0.073=0.896）。

由决策树返算的期望效用值可以看出，PCIAD 的期望效用值高于 PCEA 的期望效用值，理论上张先生应选择 PCIA 作为术后镇痛的方法。

（五）评估决策模型的灵敏度

通过改变决策模型中的参数（主要是指效用值和概率），来评价该模型的稳定性。从各结果的概率参数可以看出，PCIA的疼痛缓解率低于PCEA，但其PCEA术后低血压发生率显著高于PCIA，通过采用阈值分析法可见，目前本案例两种方案的低血压发生率的变动范围有重合部分，可能会造成两种方案的期望值相同。意即有可能在某个数值范围，两个备选方案的期望效用值的优劣可能发生交替，并且本案例中采用的低血压发生率是基于样本量为189例（两种方案各94、95例）的研究结果，样本量相对较小，因此本案例的模型稳定性较弱，尚不能据此确定PCIA肯定优于PCEA，结果仅能为临床提供参考。

髋关节置换术后病人往往经受剧烈的疼痛，严重影响病人的术后康复尤其是关节功能锻炼，并对病人的心理造成不良影响。轻则影响病人术后康复、延长住院天数、增加医疗费用、降低病人及其家属的生活质量，重则造成病人心血管系统功能严重紊乱，甚至危及病人的生命。因此，髋关节置换术后镇痛已经受到医护人员和病人的重视。PCIA和PCEA是目前最常用于髋关节置换术后镇痛的方法。研究显示PCEA在镇痛效果、提高病人术后舒适度方面明显优于PCIA，这可能与两种方法作用的部位不同有关。使用PCEA镇痛时，阿片类药物直接注入硬膜外腔后，作用于脊髓后角的阿片类受体，范围局限，仅需小剂量药物即可达到镇痛目的；而静脉输注镇痛药物时，镇痛药物与血清蛋白结合，导致部分镇痛药物镇痛效能下降，且血浆中的镇痛药物仅部分能通过血脑屏障，使得其镇痛效果比PCEA要差。但在疼痛管理过程中，不仅要关注镇痛效果，还需关注使用药物镇痛时后续的不良反应。研究数据表明，在相同的镇痛效果下，与使用PCIA镇痛的病人相比，使用PCEA镇痛的病人术后恶心的发生率较低，但是低血压、导尿管停留时间延长和下肢乏力或麻木的发生率明显较高。在本案例中鉴于低血压带来的临床后果更为严重，因此将其作为不良事件的主要观察指标。尽管在本案例中，概率的来源是源于方法学质量较高的meta分析，但是该meta分析纳入的原始研究质量普遍较低，且最终的总样本量低于有效样本量，在一定程度上降低了该meta分析结果的准确度。因此，考量参数来源的研究证据来源时，尤其是meta分析时，不仅应考虑其本身的方法学质量，还应关注其纳入的原始研究质量；同时还应考虑到文献中所纳入的样本量是否能够实现检验效能。

从本案例估算的决策模型可以看出PCIA总体期望效应值高于PCEA，理论上病人应该选择PCIA进行术后镇痛。但是在构建该决策模型时，为了使所构建的决策模型更容易理解，所以将临床问题简化，只关注研究人群中发生概率较高的、可能会造成严重后果的临床事件。但在临床实际工作中，即使是调查样本中的小概率事件，一旦发生，对于某个特定的病人，就是百分之百地发生。比如，老年髋关节置换术后病人可能会发生全身炎症反应综合征（SIRS），甚至是多器官功能障碍综合征（MODS），研究显示，与 PCIA 镇痛相比，PCEA 镇痛能阻断降低交感神经系统张力，减轻机体因接受手术而引起的应激反应，降低儿茶酚胺类递质的释放，降低血液中炎性因子的含量，减轻炎症反应，最终减轻 SIRS 及其后续反应。由此可见对于某些病人，PCEA 可能更合适。

综上所述，在进行临床决策时，不能盲目、机械地遵循决策分析的结果，只能说决策分析提供了一份更为客观的数据参考，但是由于某决策模型中的关键参数——概率和效用值，存在一定的变异，因此由此推算的决策模型必然带有一定的局限性。由此可见，据此构建的决策模型仅能为决策者提供理论参考。由于临床决策面对的对象是人，而人的变异是最大的，首先不同的病人之间基础疾病不同、疾病所处分期不同、人体基础代谢不同，其次病人的职业、受教育程度、文化背景、医疗保障形式、家庭经济收入、家庭成员之间的供养关系等均存在着显著差异。而上述差异往往会造成对相同临床问题的认知上存在显著的变化，而这些变化，均会影响病人对某个健康问题的态度。在进行临床决策时需要考虑到这些变异，参考基于研究证据构建的决策模型结果，结合自身所处的临床情境（医疗设备条件、医疗护理技术水平是否能及时处理可能出现的不良事件）和自身的专业判断，充分尊重病人的意愿，来进行临床决策。

（田　利）

第二节　骨科术后深静脉血栓病人的临床护理决策分析

静脉血栓栓塞性疾病（venous thromboembolism，VTE）包括深静脉血栓（deep vein thrombosis，DVT）和肺栓塞（pulmonary embolism，PE）。下肢深静脉血栓按其部位、病程和临床分型不同而有不同的临床表现。

（1）中央型：血栓发生于髂 - 股静脉，左侧多于右侧。常见于产后，起病急骤，患肢严重弥漫性水肿，有难以耐受的大腿内侧疼痛和沿静脉特别是股三角区的显著压痛，皮肤温度升高或略发绀，浅静脉扩张，全身症状不重。

（2）周围型：包括股静脉和小腿深静脉血栓形成，前者主要表现为大腿肿痛而下肢肿胀不严重，后者主要表现为小腿剧痛，且有深压痛，活动后感严重抽痛，足背屈时更甚，全身症状不显著。检查时可有 Homan 征，即小腿伸直、足向背屈，腓肠肌内病变静脉受牵引而发生疼痛。

（3）混合型：为全下肢深静脉血栓形成，主要表现为全下肢明显肿胀、剧痛、苍白（股白肿）和压痛，常有体温升高和脉率加速，任何形式的活动都可使疼痛加重。若进一步发展，肢体肿胀严重压迫下肢动脉而导致下肢血供障碍，足背和胫后动脉搏动消失，足部和小腿出现水疱，皮肤温度降低并呈青紫色（股青肿），若处理不及时可发生静脉性坏疽。深静脉血栓形成由于侵犯主干静脉，同时能产生静脉周围炎，影响邻近淋巴管或引起动脉痉挛，所以症状和体征较重。另外还可发生严重并发症，当血栓向上扩延至下腔静脉时，可引起肺动脉栓塞，有时可为本病首发症状，能够继发肺动脉高压。慢性期可发生栓塞后综合征（post-thrombotic syndrome，PTS），是指下肢深静脉血栓的病人 3～6 个月后出现的一系列临床症候群，主要症状是下肢肿胀、疼痛（严重程度随时间的延长而加重），体征包括水肿、色素沉着、湿疹、静脉曲张，严重者出现足靴区的脂性硬皮病和溃疡，严重者显著影响生活质量甚至死亡。PTS 发生率为 20%～50%。

【案例 12-2】

王女士，65 岁，因左侧髋关节发育不良，左侧髋关节炎入院，后在全麻下行左侧全髋关节置换术，术后第七天出现左下肢疼痛，患肢肿胀较健侧肢体明显，股三角区的显著压痛，B 超显示为左髂静脉血栓。对于病人目前状况，每种治疗方案都会带来一定的益处和相关的风险，病人与家属不知如何选择相应的治疗方案，于是向护理人员咨询求助。

【决策问题】

目前，随着医疗技术的发展，对于下肢深静脉血栓的治疗方案越来越多，但每种治疗方案都会带来一定的益处和相关的风险，要结合病人的实际临床状况做出最有利的选择尚需专业的判断。

知识链接

下肢深静脉血栓

下肢深静脉血栓（deep vein thrombosis，DVT）是指血液在深静脉内不正常地凝结，使静脉腔完全或不完全阻塞的一种静脉回流障碍性疾病，好发部位为下肢深静脉，尤以左侧常见，是术后常见的并发症。

1856 年 Virchow 提出了静脉血栓形成的三要素，即血流缓慢、静脉壁损伤和血液高凝状态。人工关节置换术病人术前活动减少、麻醉、术中制动、止血带的应用、术后因疼痛或制动等不敢活动肢体、长期卧床都使静脉血流速率减慢；手术创伤、骨水泥的热损伤等引起血管壁损伤并进一步激活凝血系统以及术后软组织肿胀使用甘露醇等在一定程度上损伤了血管内膜；麻醉及手术创伤使组织因子释放直接激活外源性凝血系统，以及围术期的禁食禁饮，出现血液高凝状态；因此关节置换术是形成 DVT 的高危疾病。

目前主要的治疗方法如下。

（一）抗凝治疗

抗凝治疗为首选治疗方案，抗凝是治疗 DVT 的关键，通过延长凝血时间，预防血栓的滋长、繁衍和再发，有利于促进早期血栓的自体消溶。急性期病人需抗凝治疗 3 个月，治疗期间 INR 值维持在 2.0～3.0（目标 INR 为 2.5），常用药物有低分子肝素、维生素 K 拮抗剂和肝素等。

（二）其他相关治疗方法

1. 溶栓治疗　目前临床上的溶栓药物众多，常见的有尿激酶（UK）、链激酶、曲酶、纤溶酶以及重组组织型纤溶酶原活化剂（rt-PA）等药物，其中最经典的药物属于尿激酶，近些年采用 rt-PA 进行溶栓治疗效果被更多地认可。溶栓的给药途径选择也有所不同，有全身给药的传统途径通过全身外周静脉输注随血液循环全身达到溶栓，容易发生出血；比较常用的静脉给药途径是从患肢外周静脉给药，药物由静脉直接达到血栓部位，操作简单，溶栓效果好。

2. 介入导管溶栓术　可以将溶栓导管直接插入血栓中，直接注入溶栓药物进行溶解血栓，同时通过导管注入低分子肝素来阻止血栓的进一步发展。这种技术不但降低了全身药物浓度，也降低了出血副作用，同时可以有效提高溶栓效果，病人患肢静脉回流一定程度上得到改善，降低血栓形成后综合征的形成，介入导管溶栓术可以使绝大部分血栓完全或大部分溶解。

3. 下腔静脉滤器置入术　下腔静脉滤器置入术主要用于 LDVT 病人在手术治疗前行下腔静脉滤器置入术，LDVT 病人具有抗凝治疗禁忌并有发生 PTE 的可能性，采取抗凝治疗的情况下，血栓栓塞反复发作病人，伴有肺动脉高压的慢性反复发生 PTE 者。

4. 球囊扩张及支架成形术　病人在经历手术、创伤、肿瘤、陈旧性的附壁血栓等容易造成静脉管腔狭窄，相应的治疗效果难以奏效，此时可以通过静脉球囊扩张成形、置入血管内支架等来保证静脉流出道通畅，防止血栓复发。目前球囊扩张及支架成形技术还不成熟，国内外相关文献报道较少，还需要相应的临床研究来做出合理评价。

5. 手术治疗　经过药物治疗后血栓仍然继续蔓延；不能耐受药物保守治

疗；DVT 扩展到下腔静脉并发肺栓塞及小型肺栓塞反复发作者，考虑采取手术取出血栓。

【决策分析过程】

美国胸科医师学会（ACCP）于 2012 年发布了第 9 版抗栓治疗和血栓预防临床实践指南，指南规定高质量的临床证据为 A 级，中等质量的临床证据为 B 级，低质量的临床证据为 C 级。

1. 指南推荐对于由手术引起的急性下肢 DVT 病人，抗凝治疗 3 个月（1B 级）。对于急性下肢 DVT 病人，建议低分子肝素（LMWH）或磺达肝素治疗，优于静脉（2C 级）或皮下注射普通肝素（UFH）治疗（LMWH 2B 级，磺达肝素 2C 级）。

2. 指南建议对于急性下肢 DVT 病人，应使用抗凝治疗，不推荐置入下腔静脉滤器（IVCF）（1B 级）。对于急性下肢近端 DVT，并有抗凝治疗禁忌证的病人，推荐置入 IVCF（1B 级）。

3. 对急性 DVT 的导管溶栓和手术治疗的建议，通常在抗凝效果不佳的情况下才考虑，并要求有丰富经验的专业团队才能进行上述操作。指南建议对于急性下肢近端 DVT 病人，单纯抗凝治疗，优于导管溶栓（CDT）治疗（2C 级）。对于急性下肢近端 DVT 病人，建议单纯抗凝治疗，优于全身溶栓治疗（2C 级）。对于急性下肢近端 DVT 病人，建议单纯抗凝治疗，优于手术治疗静脉血栓（2C 级）。

结合王女士的临床实际情况，王女士不存在近期活动性出血及凝血障碍、血小板低于 $100×10^9$/L、既往颅内出血、胃肠道出血等抗凝禁忌证，为 DVT 初发，且王女士个人倾向于保守治疗，所以建议王女士采取抗凝治疗方案。

【个案发展】

术后第九天，王女士大便后突然出现胸痛、呼吸困难、血压下降等异常情况，医护人员高度怀疑病人发生了肺栓塞（PE），对于肺栓塞的治疗方案该如何选择？

【决策问题】

由于病情比较危急，需要尽快做出肺栓塞治疗方案的选择以抢救病人生命。下面是目前主要的治疗方法：

1. 抗凝治疗　该方案有效安全，简便可行。溶栓使用尿激酶 20 000U/kg 溶于 0.9% 生理盐水 100ml 中静脉滴注，1 周内溶栓效果最好，2 周以上也有一定效果。抗凝使用肝素或低分子肝素钙。

2. 溶栓治疗　进行溶栓治疗时，充分权衡肺栓塞所致致命性血流动力学不稳定和溶栓所致出血风险。出血的危险因素和使用溶栓治疗（全身和局部用药）的禁忌：①绝对禁忌证：结构性颅内疾病，既往颅内出血史，3 个月内缺血性脑卒中，活动性出血，近期颅脑或脊髓手术史，近期头部骨折创伤或颅脑损伤，出血体质；②相对禁忌证：收缩压>180mmHg（1mmHg = 0.133kPa），舒张压>110mmHg，近期出血史（非颅内出血），近期手术史，近期有创检查，既往 3 个月以上的缺血性脑卒中，抗凝（例如，VKA 治疗），创伤性心肺复苏，心包炎或心包积液，糖尿病视网膜病变，妊娠，年龄>75 岁，低体质量（例如，<60kg），女性，黑色人种。

3. 介入治疗　肺动脉局部介入治疗包括导管内溶栓、血栓吸除术；局部机械消散术、电解取栓术；球囊血管成形术、球囊扩张碎栓术；导管碎栓和局部溶栓联合应用。其适应证为急性重症伴循环衰竭、休克或昏迷者；溶栓治疗禁忌或无效者；高龄者。其疗效尚在进一步探讨中。

4. 外科手术　体外循环下肺动脉血栓内膜切除术，主要适应于内科治疗失败或无溶栓条件；右心房右心室内有血栓；动脉造影确诊肺动脉主干及主要分支巨大栓塞或骑跨栓塞；有严重血流动力学改变的濒危病人。手术取栓病死率高，应严格根据单位条件把握手术适应证。

【决策分析过程】

1. 对于急性 PE 病人，建议 LMWH 或磺达肝素治疗，优于静脉注射普通肝素（UFH）（LMWH 2C 级，磺达肝素 2B 级）或皮下注射 UFH 治疗（LMWH 2B 级，磺达肝素 2C 级）。

2. 指南建议急性 PE 合并低血压（收缩压<90mmHg）的病人，如果出血风险低，建议全身性的溶栓治疗，优于没有全身性的溶栓治疗（2C 级）。在大多数急性 PE 不合并低血压的病人，不推荐全身性的溶栓治疗（1C 级）。

3. 对于 PE 的介入和手术治疗给予了严格的限制，并要求有丰富经验的专业团队才能进行上述操作。指南建议急性 PE 合并低血压的病人，存在以下情况：

（1）溶栓禁忌证。

（2）溶栓治疗失败。

（3）在全身溶栓起效前很可能发生致死性休克（如在数小时内）。

如果具备相当的专业经验和人员，建议导管辅助血栓去除术，优于未行该介入治疗（2C 级）。

急性 PE 合并低血压的病人，如有：①溶栓禁忌证；②溶栓治疗或导管辅助血栓去除术失败；③在全身溶栓起效前很可能发生致死性休克（如在数小时内），如果具备相当的专业经验和人员，建议行外科肺动脉血栓清除术，优于未行该介入治疗（2C 级）。对于抗凝治疗的急性 PE 病人，反对置入下腔静脉滤器（IVC）（1B 级）。急性 PE 合并抗凝禁忌证的病人，推荐置入下腔静脉滤器（IVC）（1B 级）。

王女士出现急性 PE 合并低血压，不存在溶栓禁忌证，结合家属意愿及对病人伤害最小化原则，建议采取全身溶栓治疗。经过积极的一般处理、呼吸循环支持、溶栓治疗等，王女士的病情逐步趋于稳定。

（李春会）

第三节　卵巢癌晚期病人胆囊颈管结石嵌顿后的决策分析

【案例 12-3】

张某，女，59 岁，卵巢癌四期术后一年伴广泛腹腔及肺转移，目前在医院肿瘤科接受白蛋白紫杉醇加安维汀治疗，小肠低位不全性肠梗阻，今日病人出现胆囊颈部结石嵌顿。

【决策问题】

全面了解病人目前临床状况后，按照循证医学 PICO 的原则，提出下列问题：

1. 对于该病人，是否需要观察一段时间后作出决定？是选择手术还是保守治疗？

2. 如果选择手术，那手术方式以及手术最佳时机该怎样决策（微创取石、腹腔镜还是剖腹手术）？

3. 化疗是否需要继续？

4. 术前、术后营养问题该如何决策？

【决策分析过程】

（一）医护合作

医学被称为知识最密集，合作性最强的领域，而医生与护士的合作又是最密切的两个，既独立又互不可分，无论从三分治七分养的角度，还是医生精湛的治疗都需要高水平护士精细护理，医护之间周密合作永远是病人疗效与良好就医体验的保证。医疗和护理虽然有着各自独立的体系，但两者是密不可分的，在卫生工作中发挥同等重要的作用，缺一不可。良好的医护合作是提高医疗、护理水平，消除疾患，促进病人康复的重要保证。

（二）护士在医护合作中的角色

医疗服务是由诊断、治疗、护理、康复和服务五个部分组成，在医疗团队合作中，护士是观察病人健康问题反应的眼睛。医生的职能是判断和推断处理健康问题，护士的职责是判断和处理健康问题的反应，而非健康问题本身。优质护理赋予护士整体护理的职责，而整体护理也正是护理工作的原初意义所在。在一位病人患病过程中，护士接触到的是病人健康问题的反应，如头晕、心慌、恶心呕吐、脉搏变快等。护士首先观察到病人的不良症状，进一步判断发生这些症状原因及可能疾病，然后及时将观察到的问题反映给医生，并将自己的判断和思考也告诉给医生供参考。护士对于住院病人有效及时的观察与报告，为医生进一步检查鉴别诊断提供依据。护士发现健康问题的反应在先，医生依据健康问题鉴别诊断在后，所以对于任何病人早期发现健康问题反应及医护沟通，对于医生早期安全正确的诊断决策具有重要意义，也就是说"任何疾病的诊治，均以发现反应为前提"。这就是医生与护士之间的协作关系。在治疗疾病的过程中，专业护士要高度关注病人，观察判断处理疾病的反应，尽量满足和缓解疾病和治疗过程给病人在情感、心理、功能等整体方面带来的个性化的需求和改变。

（三）医护合作决策

四步分析法：在临床处理病人的病情时，由于疾病临床表现复杂多变，诊治方法多种，有些药物还可能产生一些不良反应，病人的心理变化等，促使医护人员在考虑上述情况后作出全面和合理的选择。

1. 识别并确定待决策的问题　供临床选择的治疗方法有时很多，此时要筛除一些"劣"的决策，有利于下一步的分析。

2. 构建待决策的问题　确定各决策可能的后果，并设置各种后果发生的概率。按临床问题的逻辑和时间顺序画决策树——临床问题起始点、各种选择、概率事件、结果（图 12-3，图 12-4，图 12-5，图 12-6）。

3. 找出所需信息的特征　确定决策人的偏爱，考虑不确定因素，并对效用赋值（图 12-7）。

4. 选择优先行动方案　在以下三步基础上去选择决策人最满意的决策，即期望效用最大的决策。

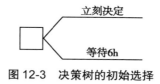

图 12-3　决策树的初始选择

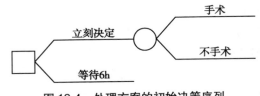

图 12-4 处理方案的初始决策序列

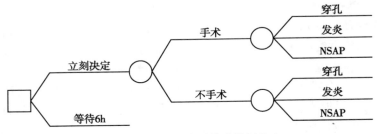

图 12-5 立刻决定后的决策树分支

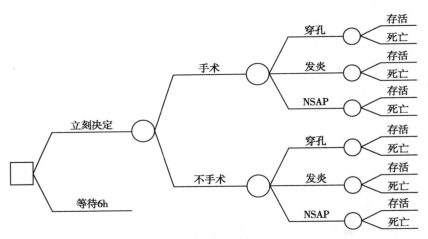

图 12-6 立刻决定后病人处理决策树的完整分支

（四）最佳策略的选择

1. 小差异 决策分析帮助决策者从候选的行动方案中作出选择，如果已充分明确了状况，并且尽可能地体现了决策者的看法和价值观，那么可选方案之间的有限差异，不管多么少，都会使决策者支持明显较好的策略。

2. 敏感性分析 是在某一范围内的问题结构假设、概率评估，或取值估计对分析结论的稳定性进行的任意检测。使用敏感性分析不仅有助于确信自己的结论，也有助于使别人相信所分析的有效性。

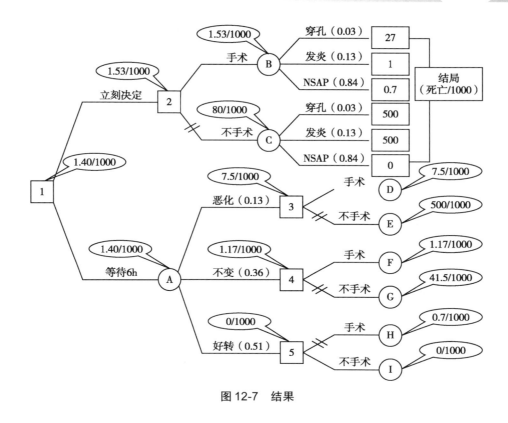

图 12-7　结果

3. 阈值分析　是敏感性分析的变更形式,当每个概率改变到什么程度(每次取一个概率)时,决策者要考虑当前的策略会不如最相近的策略。

综合以上这些分析要素,做出最佳策略:

(1)如果对可疑症状病人的候选方案为等待 6h 或者立刻下决定,则应当等待 6h。

(2)如果在此期间病人情况恶化或不变,则应当立刻手术。

(3)如果病人症状改善,则不需要手术。

(4)如果必须立刻决策,最佳方案为手术。

(五)医护合作

医疗过程是医护间不断交流信息的过程,是治疗信息的传递和反馈不断循环的过程。在信息交流中任何一个环节的信息阻塞都会影响整个医疗过程的顺利进行,良好的医护关系是保证医疗过程完整性的基本条件。那么如何在临床决策中建立良好的医护合作关系呢?

1. 平等有序、相互尊重对方专业　医护双方各有自己的专业技术领域和业务优势,医护关系的背后是诊断、治疗与护理的学科合作,两者在学术上有着相互平等的关系，医护之间只是职责分工的不同，没有高低贵贱之分，更没有孰重孰轻之别，但在医疗过程中，医护存在着交替变换的主从关系。医护双方要站在为病人提供全程优质服务的高度，自觉地摆正自己的位置，建立起医护双方的相互平等、尊重的和谐关系。

2. 相互信赖、精诚合作　医生的工作复杂、责任大，需要渊博的专业知识和丰富的临床经验，在诊疗过程中，担负着直接和首要的责任；护士的工作具体、繁重、紧张，需要极其细致、耐心和一丝不苟的直接操作，在护理中担负着主要和直接责任。医护双方要理解对方的工作特点，尊重对方的人格，信赖对方的能力，团结互助，为医院的医疗事业和病人的健康共同努力，而不能出现轻视一方现象。

3. 业务上相互支持，共同提高　在临床实践中，医生的治疗方案为护理工作提供了依据，护士认真执行医嘱，为医疗工作提供了护理支持。护理人员还可以利用自己接触病人机会多，观察病人比较细致，听到病人家属反映多的优势，及时对诊疗工作提供信息反馈和建议，以及及时发现医疗上的差错，如个别开错方、用错剂量等情况。因此，护士的工作绝不是机械地执行医嘱，按吩咐被动工作。护士要学习基础医学知识，而医生同时也应学习护理知识，互相取长补短。

4. 加强交流和沟通，团结合作　在业务上，医生和护士各自的专业存在特殊性，加上现代化专业飞速发展，日新月异，知识不断更新造成医护间的不理解时有发生。医护人员应在思想上形成共识，时常交流沟通各自专业领域内的新技术新成果，互相沟通学习。在生活上相互关心，建立起真诚的同志关系，对忙碌劳累的医生，护士要给予生活上的体贴，对家庭负担重、生活不便的护士，医生应多给予关照和帮助。

结合以上科学决策分析的步骤以及医护合作的关键要素，运用至此案例中，病人少量肠内营养、小剂量化疗、家人积极支持，个人求生意志，腹部 CT 及钡透，肠梗阻完全缓解，创造生命奇迹。关于胆管结石，继续引流夹管，普外科专家会诊意见，一旦复发，在麻醉保驾的前提下，立即进行取石术。病人及家庭支持系统接受专家意见，继续在调养好身体的情况下，接受小剂量化疗。努力控制本病恶化，提高身体综合素质。

（李惠玲　葛宾倩）

爱上思考：

1. 选择一个需要进行临床决策的病例，按照临床决策分析的方法确定该病例的最佳实践方案。

2. 查看该案例实际采取的实践方案,分析两者之间的差异,以及产生该差异的影响因素。

3. 如果病人3个月后再次发生DVT,治疗方案该如何选择?

4. 如果你是床位护士,病人再次发生DVT比较焦虑,如何与病人沟通?

第十三章 老年护理与临终关怀决策

学习目标

　　1. 熟悉阿尔茨海默病的临床表现与护理难点。

　　2. 了解预立医疗照护计划的概念及作用。

　　3. 掌握如何运用循证护理对晚期阿尔茨海默病患者的饮食护理方案进行临床决策。

　　4. 掌握如何运用经验决策选择晚期肿瘤骨转移患者的临床护理方案。

第一节　晚期阿尔茨海默病病人饮食护理的临床护理决策分析

　　阿尔茨海默病（alzheimer disease，AD），是由于脑功能障碍而产生的获得性、全面性、持续性的智能障碍综合征。中国老年人呈逐年上升趋势，患 AD 病人越来越多，AD 是老年人继心脏病、肿瘤和脑血管疾病之后的第 4 位死因。目前，对于本病尚无有效的治疗措施，而临床护理是预防衰退、延缓病情和提高其生活质量的主要手段，因而护理干预的实施显得尤为重要。

　　在生命支持治疗的决策中，人工喂饲及抗生素是最具争议性的。晚期阿尔茨海默病病人与晚期癌症的疾病病程不同，较难利用预后指标（prognostic indicator）去估计其生存概率。AD 病人的身体功能衰退情况不同，加上有可能感染其他炎症及急性病，其严重程度直接影响病人的生活功能及寿命。站在尊重病人的人文主义立场，医疗决策应该以病人的信念、价值及意愿为依据。但当 AD 病人的认知能力已不足以让其表达意向时，家属及医护人员便应担当替代病人决定的角色。虽然美国早已于 1991 年开始执行"病人自决法令（patient self-determination act）"，但是大部分病人没有预立医疗照护计划（advance care planning，ACP），很多已失去吞咽能力的 AD 病人会被进行管饲喂养。图 13-1 列出了 AD 病人病程晚期及维持生命治疗决策的关键时点。

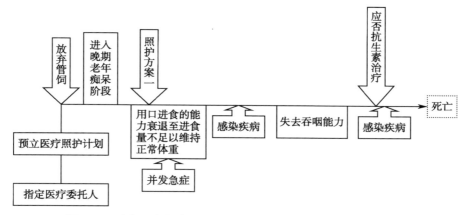

图 13-1 晚期阿尔茨海默病病人放弃生命支持治疗决策的示意图

有学者指出两个关键时刻决定是否给予 AD 病人管饲进食：①当病人用口进食的能力衰退至进食量不足以维持正常体重时；②当吞咽能力严重衰退时。另一学者指出开始管饲的主要原因多是由于急症并发或其治疗需要病人有充足的水分供应。此外，比较荷兰与美国的研究，结果显示 AD 病人日常生活的自理程度及急症的严重性均会影响放弃抗生素治疗的决定。

循证护理是遵循证据进行的护理，是在循证医学基础上产生的护理观念。循证护理应用于阿尔茨海默病病人，通过对每个病人实时循证，找出科学、真实、可靠的最佳证据，及时制订出有效的护理措施，能有效延缓阿尔茨海默病病人延缓病情的发展，降低致残率，提高病人的生活质量，有效减轻病人家庭负担，提高病人、家属及社会的满意度，真正体现了"以病人为中心"的优质护理服务。

【案例 13-1】

张某，女，68 岁，3 年前确诊为阿尔茨海默病。确诊 2 年以后控制身体能力开始明显下降，不能读懂简单的指令，出现沟通障碍，饭量减少，不知主动进食。其子女于 1 年前将老人送入老年护理院居住。发病至今老人体重从 65kg 下降到 50kg，营养不良。

【决策问题】

全面了解病人目前临床状况后，按照循证医学 PICO 的原则，提出下列问题：

1. 对于该病人，选择口服喂养还是管饲喂养（使用鼻胃管或经皮内镜下胃造口术）？

2. 如果采用口服喂养，如何改善病人的进食能力（使用蒙特梭利方法及音乐疗法）？

【证据检索】

（一）证据检索顺序

针对上述问题，按照循证实践证据检索原则：首先检索与临床问题相关的最新临床实践指南、系统评价、meta 分析及设计良好的大样本随机对照试验（RCT），如无此类证据，则依次补充小样本 RCT、非随机临床对照研究（CCT）、无对照临床观察、专家意见等，但需知这些证据的论证强度和可靠性依次降低。

（二）证据来源

计算机检索 Cochrane 图书馆（2000—2013 年）、美国国家指南中心 NGC（1997—2013 年）、EBSCOhost（2000—2012 年）、TRIP Database（2000—2013 年）和 PubMed（2000—2013 年）以及 CNKI（1979—2013 年）。

（三）检索词

采用主题词检索和自由词检索相结合的策略，中文检索词包括：阿尔茨海默病、喂养、管饲、营养不良、体重下降、喂养困难、经皮内镜引导下胃造口术、蒙特梭利方法、指南、系统评价、meta 分析、随机对照试验。英文检索词包括：dementia，mealtime difficulties，eating，malnutrition，oral feeding，tube feeding，percutaneous endoscopic gastrostomy（PEG），music therapy，montessori method，guideline，systematic review，meta-analysis，randomized controlled trial。

（四）检索结果

对检索到的文献，通过阅读文题和摘要，从中筛选出与临床问题密切相关的文献，结果共检索到临床实践指南 6 篇，系统评价或 meta 分析 10 篇，临床随机对照研究 8 篇。详见表 13-1：

表 13-1　检索结果篇　　　　　　　　　　　　　　　　单位：篇

资料来源	临床实践指南	系统评价或 meta 分析	临床随机对照研究
NGC	1	0	0
EBSCOhost	0	3	4
TRIP 数据库	3	6	0
PubMed	1	1	4
Cochrane 图书馆	1	0	0

【证据质量评价】

将检索结果按照澳大利亚 JBI 循证卫生保健中心证据分级系统 2010 年版进行评价和分级。本案例主要引用Ⅰ级证据，若无则谨慎纳入Ⅱ级证据。首选最新的临床指南和 Cochrane 图书馆的系统评价、高质量的 meta 分析，最终纳入临床指南 2 篇，系统评价 3 篇，随机对照试验 2 篇。

【循证结果】

（一）口服喂养还是置管喂养

目前对于阿尔茨海默病病人的饮食喂养方法仍有很大的争议。Cochrane 图书馆 2009 年的系统评价（纳入了 7 个观察对照研究）中指出，没有足够的证据表明，置管喂养对阿尔茨海默病病人是有益的（Ⅰ级证据，B 级推荐）。PubMed 数据库的一项随机对照试验（共 254 例护理院的阿尔茨海默病病人）对口服喂养和置管喂养进行了比较。结果表明，口服喂养和置管喂养之间的死亡率差异无统计学意义[3 个月（干预组 6% vs. 对照组 9%，$p=0.58$）和 9 个月（干预组 27% vs. 对照组 29%，$p=0.69$）]（Ⅱ级证据，B 级推荐）。在病人病情允许下应采用口服喂养的方法。英国胃肠病学会（2011 年）的指南指出：经皮内镜引导下胃造口术（PEG）不能提高阿尔茨海默病终末期病人的生存率，必须禁止，实现病人的最佳利益（Ⅲ级证据，C 级推荐）。

（二）如果口服喂养，如何改善病人的进食能力（使用蒙特梭利方法及音乐疗法）

Liu 等的一篇系统评价（纳入了 22 项干预研究，9 篇 RCT）中指出通过培训 / 教育的方法可以增加阿尔茨海默病病人的进食时间，减少喂养困难（Ⅱ级证据，B 级推荐）。Lin 等的一项交叉试验（n=29）比较了用蒙特梭利的方法和一般饮食护理对病人饮食改变情况。蒙特梭利的干预措施包括 5 个领域的活动，如手眼协调能力、挖、倾倒、挤压和匹配。每个领域的活动有 4 个或 5 个具体活动，共 24 项具体活动。结果表明，用蒙特梭利的方法可以减少爱丁堡阿尔茨海默病病人喂养评价（EdFFD）得分（$t=-2.599$，$p<0.05$），而且在饮食行为量表评分中，自我喂养的频率和时间都高于一般护理（$t=2.222$，$p<0.05$），迷你营养评估（MNA）得分要低于一般护理但差异无统计学意义（$t=0.692$，$p>0.05$）（Ⅲ级证据，B 级推荐）。Lin 等的一项随机对照试验（纳入 85 例）同样证明了应用蒙特梭利的方法可以降低 EdFFD 分数（$b=-1.54$，$p<0.05$），但是身体和口头上的帮助明显高于对照组（身体帮助：$b=0.55$，$P<0.05$；口头帮助：$b=0.96$，$p<0.01$）。干预后，迷你营养评估显示在使用间隔恢复的干预组高于对照组（$b=-2.58$，$p<0.01$）（Ⅱ级证据，B 级推荐）。应根据病人的具体病情，决定是否可以采用蒙特梭利方

法来提高病人的自我喂养能力。

NCG 中的一篇指南指出对于吃饭困难的老年人可以听一些舒适的音乐,以病人的意愿为主(Ⅰ级证据,A 级推荐)。Chio 等的对照试验结果表明,音乐可以改善阿尔茨海默病病人的行为和心理(Ⅳ级证据,B 级推荐)。Watson 等在系统评价中指出,音乐是用来干预阿尔茨海默病病人喂养最多的一项,这可能是成功且相对经济的干预方式,但 Rakneskog 等指出音乐会使护理人员花费更多的时间来给病人喂食(Ⅱ级证据,C 级推荐)。应根据病人的喜好来选择音乐,同时应考虑养老院的人力资源,以不影响养老院的正常护理为主。

【临床决策(证据运用)】

本例病人 68 岁,为阿尔茨海默病病人,营养不良。根据上述循证证据,结合病人的实际情况和征求病人家属的意见后,为病人制订了个体化的治疗策略:在病人病情允许的情况下,应以口服喂养为主;用蒙特梭利的方法教育/培训病人,增强病人自我喂养的能力。若病人喜欢柔和的音乐,有利于其保持平静的心态,可以在病人进餐时播放音乐,增加病人的进食量。

【效果评价】

采用上述护理措施后 1 个月,病人的自我喂养的频率和时间增加。半年后,病人的体重明显上升,营养状况得到了改善,基本上已经能够完全自我喂养,不需要养老院的工作人员帮助,病人家属对治疗效果感到满意。

随着社会的发展,人们的生命价值观不断完善,自主维权意识逐渐增强,医疗机构每天要面对各种伦理难题和医疗纠纷。因此,有必要完善各种操作程序,指导专业人员做出种种规范且有法可依的行为。随着人口老龄化,阿尔茨海默病病人逐渐增多,晚期病人大脑所有功能可完全受损,终年卧床,终末期多面临继发感染性肺炎、压疮和心肾功能衰竭等各种痛苦,尤其是给直系亲属照顾者(如子女、配偶)带来巨大的心理压力和沉重的生活负担。目前普遍存在的过度医疗现象,不仅降低了晚期阿尔茨海默病病人的生活质量,还造成了大量医疗资源的浪费,忽视了病人的个人生命意愿和自主决策权力。预立医疗照护计划(advance directives,ADs)指在个人意识清楚且具有决策能力时,为自己病情恶化无法做出判断的情况所预先设立的医疗照护选择。它包含生命意愿(living will)和医疗委托人(the durable power of attorney for health care)两个部分。生命意愿是指个人选择接受或拒绝各种延长生命的医疗措施,如是否实施心肺复苏等。医疗委托人是指当病人无法做出决策而预先又没有设立有效医疗照护计划时可以代表病人做医疗决策的委托人。家属和医护人员放下沉重的医学伦理决策负担,集中医疗资源帮助病人平静、安详地度过人生最后阶段。

　　美国贝德福阿尔茨海默病专科护理中心（bedford dementia special care unit，BDSCU）致力于通过研究及教育改善服务质量，不同于一般老年护理院，他们以临终关怀为中心哲学，构建了制定晚期病人"照护计划"的标准程序（表13-2）。

表13-2　BDSCU对AD病人的照护方案

方案	内容
照护方案1	（1）不给病人体内插管或进行任何方式的人工喂饲 （2）并发急性病而不转介到急症医院，留在特殊护理中心治疗 （3）不作静脉输液，只采用口服或注射方式给予抗生素
照护方案2	（1）以病人舒适为治疗的首要选择 （2）照护方案1及放弃抗生素治疗

　　BDSCU有两个放弃维持生命治疗决策的模式见图13-2、图13-3。图13-2预立医疗照护计划的模式反映了自主概念的实践。BDSCU中有一部分病人早在认知能力衰退前便预立ADs：在生命晚期放弃急救及管饲。病人的妻子认为ADs是生活责任的一部分。这些夫妇委托了法定代理人在他们无法表明意愿时，替他们处理医疗护理的事宜。另一原因是他们亲眼目睹其父母在弥留之际使用有创医疗器材时的伤痛经验，不愿意同样事件发生在自己身上。

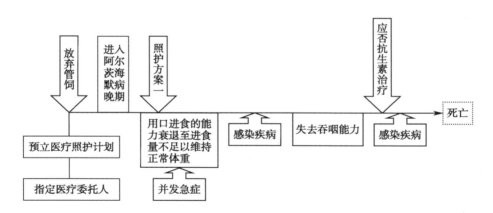

图13-2　尊重病人意愿，预立医疗照护计划放弃生命支持治疗

　　图13-3预立医疗照护计划的模式有利于在病人病程的关键时刻做出对病人最有利的决策。第一个关键时刻是考虑家庭照顾转到安养病房作临终的长期照顾。从被诊断阿尔茨海默病至进入专科护理中心需要3~12年不等。入院的原因是完全依赖他人照顾日常生活，对配偶造成难以承受的负担。当其家属慎重考虑把病人送到中心接受照顾的时候，进食问题往往不是考虑的重点，他们

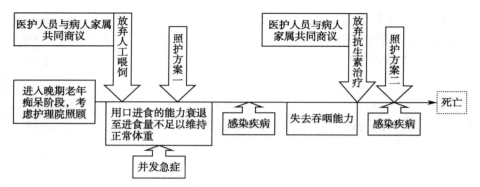

图 13-3　考虑病人的生存质量, 预立医疗照护计划放弃生命支持治疗

最关心是否选错地点, 其亲属能否在那里安享余生。对家属来说, 决定将照顾病人的责任交给医护人员是最困难的。由于放弃管饲是 BDSCU 的照护方案之一 (表 13-2), 故相对于已有 ADs 的病人家人, 没有 ADs 的家属便要同时作出放弃生命支持治疗的决定。

目前, 给予晚期阿尔茨海默病病人管饲喂养在美国仍较为普遍。BDSCU 本着安养服务的宗旨, 竭力给病人及家属提供优质护理, 其中包括 2 个层次的照护方案、家庭会议及预立医疗照护计划等。

随着医疗科技的发展, 无法逆转的晚期病人虽然生存质量每况愈下, 但仍得以维持生命治疗延长寿命。20 世纪 70 年代美国确立"自然死亡法", 90 年代又推行"病人自主法令", 容许病人预前设立 ADs, 记录放弃维持生命治疗的意愿; 或确定医护代理人, 在其失去自决能力时替病人作决定。然而, 法律上容许的并不一定能够在临床中实行。目前, 大部分病人没有设立遗嘱, 原因为: ①美国是一个多民族的国家, 不是所有民族都接受 ADs, 如亚裔认为谈论死亡会引至噩运, 对是否放弃维持生命治疗, 一般所持态度是随遇而安。到了疾病晚期, 他们多依赖家属及医生决定治疗方案, 但往往使家属及医护人员陷入困境。一方面家属不理解病人意愿, 另一方面不希望因自己代病人决定放弃生命支持治疗而加速其死亡。②与人工呼吸机的治疗方法不同, 管饲喂养是较简单的技术, 能给失去吞咽能力的病人提供营养补充。终止管饲无疑加速病人死亡, 有违传统医疗的救死扶伤精神。BDSCU 实施前瞻性的照护计划, 让医护人员及家属积极地共同参与决策, 并书面记录协商的照护方案, 双方签约确认。这可降低事后家属控告医院医疗失误的可能性, 医护人员及家属也可在病人的安养问题上达成共识, 给予病人舒适照护。BDSCU 医护人员及家属定期会面商谈, 家属也可随时更改决定。

当病人进入终末期, 医护人员的鼓励和支持是极为重要的, 可使家属知道放弃治疗并不是放弃照顾病人。与一系列的医疗措施比较，在照顾生命垂危的病人时，同情心是最重要的，就是与濒死者一起面对死亡，了解他们的感受。BDSCU 的安养服务正好表明了这一点。当阿尔茨海默病到了晚期，接受病人已步入死亡的事实，有助于实践以安养为宗旨的照护方案；在帮助医护人员及家属决定放弃生命支持治疗的同时，专注临终关怀，并竭尽所能，让病人在生命最后的时刻得到最好的照顾。这是本着提高生存质量的观念，以安养的宗旨去减轻病人的痛楚，给病人提供一个宁静和有尊严的环境度过临终的时光。

（林　璐）

第二节　晚期肿瘤骨转移病人的临床护理决策分析

美国管理学家和社会科学家，经济组织决策管理大师赫伯特•西蒙（Herbert A. Simon，1916—2001）决策理论的核心概念和根本前提是"有限理性"。对此，西蒙的研究中有一个著名的"蚂蚁"比喻：一只蚂蚁在海边布满大大小小石块的沙滩上爬行，蚂蚁爬行所留下的曲曲折折的轨迹，绝不表示蚂蚁认知能力的复杂性，而只表示着海岸的复杂性。当把人当作一个行为系统来看的时候，人和蚂蚁一样，其认知能力是极其单纯的。蚂蚁在海边爬行，它虽然能感知蚁巢的大致方向，但它既不能预知途中可能出现的障碍物，其视野也是很有限的。由于这种认知能力的局限性，所以每当蚂蚁遇到一块石头或什么别的障碍时，就不得不改变前进的方向。蚂蚁行为看起来的复杂性，是由于海岸的复杂性引起的。同样，人们在决策中就有点像这种海边的蚂蚁，只能根据有限信息和局部情况，依照不那么全面的主观判断来进行决策。此外，人们的技能、学识、价值观等因素也会影响到能否进行正确的决策。在 1978 年获诺贝尔经济学奖的演讲中，西蒙曾说："在经验科学中，我们只想逼近真理，我们不幻想我们能找到一个单一的公式，或者甚至一个相当复杂的公式，能掌握全部真理，并且不包含其他东西。我们安心于一种逐步逼近的战略。"

在护理决策中，强调科学决策，言行必科学，好似科学决策才是唯一的正确方法。这似乎过于片面了，在现实生活中，仍然有一种与科学决策相伴而行的一种决策方式——经验决策。

经验决策（empirical decision-making）是指决策者对决策对象的认识与分析，以及对决策方案的选择，完全凭借决策者在长期工作中所积累的经验和解决问题的惯性思维方式所进行的决策。这是领导者经常用的决策类型，也是最传统、最常见的决策类型。经验决策是历史的产物，并且随着历史的发展和人类的进步而逐渐丰富完善，对现代科学决策有着重要的借鉴作用。

　　经验决策与科学决策的本质区别在于方式方法的不同。经验决策的主体一般表现为个体，而科学决策是集体智慧的产物；经验决策主要凭借决策者的主体素质，科学决策则尽可能采用先进的技术和方法；经验决策带有直观性，而科学决策不排斥经验，但注重在理论的指导下处理决策问题。因此，应该把经验决策与科学决策结合起来，实现决策的科学化。本章即围绕一位肿瘤病人特殊情境下的决策伦理案例，详细讲解分析经验决策与科学决策的结合运用。

【案例13-2】

　　卫某，男性，49岁，因腰背部疼痛半年，CT、磁共振检查提示胸11（C_{11}）占位病变，而向相关护理人员咨询求助，期间，病人疼痛渐进性加重，双下肢逐渐乏力（有不听指挥的感觉），咨询者通过与病人家人电话沟通获此信息……入院后增强CT提示右肾占位病变。

【决策问题】

　　1. 在紧急情况下，选择怎样的医生？
　　2. 是否需要全身检查？
　　3. 病人目前的疼痛是否需要干预？

【决策分析过程】

　　基于经验决策的程序和方法，该案例决策制定前的准备工作主要有以下五个步骤。

（一）明确制定决策的职权范围

　　对于护理人员来说，现代医学模式带来的实质性利益应是医护平等关系对主仆依附关系的取代。然而，这种实质性利益的获得却内在地要求他们必须单独进行临床护理行为的判断与决策，这就为护理人员独立承担护理决策的责任预设了道德责任。在目前的护理道德原则和规范中，护理人员独立承担道德责任尚未直接明确表述。斯卡德（Scudder J.）和毕晓普（Bishop A.）认为"护士是道德行动者"。言下之意就是，在进行临床护理决策时，护理人员必须考虑到独立承担道德责任，而不是像以往那样逍遥在医生的道德担当中。例如，基础护理内容中如监测体温、清洁舒适、营养膳食、卧位合理舒适、睡眠条件、心理疏导等都是护理人员的专业行为，完全可以在没有医生引导的情况下独立完成。因而在某一决策行为存在道德缺陷时，护理人员应当独立直面道德指责并承担责任。除此之外，疾病谱变化、老龄化以及慢性病增多，护理人员在社区卫生保健中的角色地位日益凸显，其独立判断和决策越来越常态化，这同样需要护理人员独自对不良护理行为担责。这些道德责任的内容都是临床护理决策制定时必须考虑的。

在上述案例中，作为护理人员，因为护士职权限制，虽然并不能决策具体的治疗方案，手术方式。但是，入院前，可以协助病人及其家属决策选择怎样的医生，住院方式，护理计划以及疼痛的护理，为后续的治疗争取时间。在疾病诊治过程中，时间就是生命。

（二）明确此项决策的价值

临床决策的一个显著特点就是需要进行风险值的评判。例如，此案例中，在主任医师不在医院的情境下，是选择冒着病情恶化的风险等待出差在外的主任医师还是当机立断选择在院的副主任医师尽早进行手术治疗？入院后是将所有的检查都进行一遍还是为了节约时间及成本选择一些必要的检查进行？

在临床护理实践过程中，"病人中心化"要求临床护理决策的目的必须以护理对象（病人）而不是以护理主体（护理人员）为中心，因为护理学同医学一样，本质上是为病人服务，而不是为医护人员服务。1953 年国际护理人员协会提出，护理的本质就是尊重包括生存权、个人尊严等在内的人权；1973 年该协会明确规定：病人的信仰、价值观和风俗习惯必须得到尊重，对护理对象负责是护理人员的主要任务。如果病情不明确，根据治疗的可能结局来判断和权衡各种风险值贯穿于整个临床决策分析过程中。当然，医护人员在作出临床决策时，要将这些风险值判断和各种信息结合起来。

（三）明确制定这项决策的时机

在确定临床决策问题后，护理决策者或者分析者就要按照问题的逻辑和时间顺序构建问题，也就是所谓的把握好最佳时机。构建的顺序要能清楚地表达出必须对可选方案做出选择的点以及获得信息或披露结果的点。特别需要强调的是这个结构的时间性是为了突出每个决策点前的时间和信息。每一个可能方案和事件产生的结果也要在结构中详细表达。

（四）收集有关的信息材料

在做临床决策前，收集有关信息材料的同时，也要避免出现错误信息从而干扰正确的决策。

1. 临床资料的错误　从病史、体检或实验室检查中收集资料很容易发生错误。例如，医生也许会把一种主诉听成另一种，化验员可能把实际的数值记成另一个数值，造成这些错误的原因也许是观察者记录错误，观察错误，或者仪器故障或者病人弄错了数据。这意味着每一份资料都存在着不确定因素，不论这份资料表示的有多精确。

2．临床资料的模糊和解释的多样性　通过体检和一项诊断检验得到的信息可能本来就是意义含糊的，因此不同观察者会有不同的解释。事实上在体检中通过望、闻、问、切得到的信息其重要性也因病人而异，而观察者发现各种体征的能力以及它们记录病情的习性也不同。此外，即使医生对于他们所听到、看到和感觉到的相同病情的能力达成一致，化验员也能保证一项化验的准确性，但他们在判断某种临床征象的有无时各人的感觉阈值也是不同的。

3．临床信息和疾病表现间关系的不确定性　临床症状体征和疾病的对应关系对每个病人是不尽相同的。即使能准确无误地发现病人的各种体征和症状，也常常不能确定某种疾病的有无。

4．治疗效果的不确定性　任何治疗方案对任一特定病人的治疗效果是不确定的。即使对疾病的诊断是有把握的，所用的治疗措施也很成熟，但是这种治疗在有些病人身上却得不到预期的疗效，而又不能事先把这种病人和能够成功治疗的病人区分开，疾病的自然史，即没有干预时疾病的发展情况，本身通常也是因人而异的。

（五）选择制定决策的方法途径

弗鲁姆将一个领导者可以采取的决策方式分为五种基本类型：

1．权利主义方式（A1）　领导者运用手头现有资料，自行解决问题，作出决策。

2．权利主义方式（A2）　领导者向下级取得必要的资料，然后自行决定解决问题的方法。向下级索要资料时，可以说明情况，也可以不说明。在决策过程中，下级只向领导提供必要的资料，而不提供或评价解决问题的方案。

3．协商方式（C1）　以个别接触的方式，让有关下属了解问题，听取他们的意见和建议，然后由领导做出决策。决策可以反映下属意见，也可以不反映。

4．协商方式（C2）　让下属集体了解问题，听取集体的意见和建议，然后由领导作出决策，决策方案可以反映下属意见，也可以不反映。

5．团体决策（G）　让下属集体了解问题，并且与领导者共同提出和评价可供选择的决策方案，努力就决策方案的选择取得一致。讨论过程中领导者仅作为组织者而不用自己的思想去影响群体，并愿意接受和落实任何一个集体支持的方案。在弗鲁姆所研究的这五种基本决策方式中，弗鲁姆认为，一般来说，第一、第二种方式所需时间比较少，但决策质量和执行程度都得不到保证，而第三、第四种方式在决策质量和执行程度上都得到了提高，但需要花费较多的时间，第五种方式的执行程度最高，而所需的时间也最长。

从整个决策过程来看，弗鲁姆所研究的决策方式中，没有包括发现问题和界定问题阶段，即在他的研究中，是在问题已经明确了的情况下，决策者在分析问题、拟订方案、评价方案和选择方案过程中可能采用的方式。在组织管理过程中，针对不同性质的问题。在决策过程的每一阶段，实际上都存在着不同的资源运用方式，而且，决策方式问题也并不仅仅与领导者有关，在组织运行过程中，每个组织成员都面临着决策问题，因此，从整个组织的角度来看，必须根据不同类型的问题，以制度形式确定其决策方式。

在此案例中，因为病人的疾病问题较为复杂，不仅是单科疾病问题，所以在这个案例中应该选择团体决策（G）的决策方式——全院会诊：先行穿刺活检进一步确定手术方案；结合年龄及经济状况选择最佳手术方案——先介入止血后手术，先胸椎后肾脏手术；生理、心理、家庭、社会全方位护理；按照疼痛数字评分法进行护理干预。卫某的一系列术前检查显示：增强 CT：右肾占位性病变；骨扫描：C_{11} 浓聚，颈部淋巴转移灶；穿刺活检病理结果：转移性腺癌；手术后病理报告：透明细胞癌。全院会诊后决定为病人进行右肾摘除术。

【个案发展】

卫某在右肾摘除术后情况良好，疼痛减轻，于春节前出院。术后情况较好，病情稳定，经肿瘤科医生会诊后卫某接受靶向治疗。在接受干扰素治疗后病人出现发热、肌肉酸痛，无法坚持的现象。

【决策问题】

病人是否继续使用干扰素，使用干扰素的利弊分析及方法、途径。

【决策分析过程】

在此案例中，病人目前出现了干扰素使用后发热、肌肉酸痛，无法坚持的现象，然而干扰素是透明细胞癌唯一的有效治疗方法，如果停用则可能导致复发。在面临这样两难的问题时，医护人员的经验已经不足以来决策是否停用干扰素。

从经验决策到科学决策，医护人员的决策依据应该紧紧围绕：①联合会诊；②经验判断；③护理评估；④资源优化；⑤利弊分析；⑥风险趋避六个环节进行评判、质疑及分析，努力为决策提供最优化的方案依据。

在审阅各种资料，确定自己的见解后，并且检验材料和信息的准确性，防止片面性，排除非理智思考，防止感情用事，防止成见等，系统地分析主客观条件做出正确决策。

在此案例中，根据目前病人所出现的问题画出决策树（图13-4）。

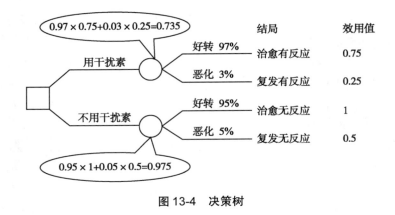

图 13-4　决策树

从决策树中可以看出,不使用干扰素的期望值大于使用干扰素的期望值,在这种情况下,更优于选择不使用干扰素这种决策。

在临床实践中,面对各种不同风险程度和效益的诊治方案,以及医疗服务质量与费用等问题时,医护人员、病人及家属,都共同面临着如何科学做出决策的问题。临床医生护士面对的是每个独立的病人,由于人具有社会、自然和心理等多重特性,即使是罹患相同疾病的病人,他们也有自身的不同特点,在临床决策时也不能千篇一律,而需根据每一病人的社会背景、教育程度、家庭状况、经济条件和其所在医院的条件(包括医生的技术水平)等进行具体分析和决策。事实上,在我国目前的医疗环境下,要做到真正意义上的临床科学决策(指"医患强式互动,从同一目标的多个方案中选择最优方案")仍是比较困难的。那么究竟怎么样才能算是科学的临床决策呢?怎样决策才是科学的呢?

首先,构建良好的医患关系。主导目前临床决策的医生要充分意识到:新的医学模式突出了病人的意愿和发言权,这种转变要求医务人员充分尊重病人,并给病人以充分的知情权和决策权。不要再以"家长"的姿态和病人进行沟通。须知,今天的病人比过去更有能力获取临床治疗信息,有些病人对自己的病情甚至了解得比医生掌握得还多,临床医生对此不应感到吃惊。作为病人一方,也要充分认识到在对疾病的知识和理解方面,自己几乎永远是"弱势群体"。另外社会(至少是法律界和媒体中的一部分)不要忽略了或否认医患关系的特殊性,即医疗过程中的诸多不确定性和医患双方对医学知识的了解和认知程度的不对称性。需要强调在临床决策中,医生还需注入人文关怀的观念,考虑到病人的整体需要。Karlawish 等提出应营造有机的"群体期望"的伦理决策过程,以提高病人的选择水平,实质上就是提倡构建良好的医患关系。

其次，医患需要共同承担医疗风险。临床医生有责任尽可能地说明病情和各种治疗方案的利弊，在尊重病人意愿的基础上，使医患双方对医疗决策达成共识。同时在这样的共识基础上，考虑医疗本身的特殊性和不可预测性，病人与医务人员应同样地承担风险。那种认为要求病人共同承担风险是医务人员推卸责任的观点，不尊重客观事实，也不利于真正公平的解决医患之间的纠纷。如果在法律诉讼上医疗单位和医务人员成为"弱势群体"，带来的后果极易导致过度的"防御性医疗"，并将严重地挫伤医生的人文理想，最终的受害者不仅是病人，还可能波及全社会医学事业的健康发展。近年来出现的"过度诊断"和"过度治疗"除受市场经济、医药企业的介入以及商业化的影响外，也与社会的干预有一定关系（如法律界和部分媒体将医疗单位和医务人员置于不公平位置，诸如打赢官司也赔钱的现象屡见不鲜）。因此，全社会同样有义务为营造良好的医疗大环境而共同努力，其中包括法律界和部分媒体的正确导向作用。

再次，正确认识和处理经验医学与循证医学两者的关系。由于许多错综复杂的临床现象的处理并非通过单一循证医学的方法就能解决，比如临床存在的突发性事件（如 SARS 疫情）、不确定性（如出现哪种结局不清楚、出现的概率不知道）和不可定量的因素（如疼痛、乏力等），以及个体差异等。所以很多时候，临床决策还得依靠经验和主观判断。由于临床问题的复杂性和正确决策的不容易，因此，在如何将根据循证医学方法得到的证据用于具体的个人并使医疗个体化，专家（或医生）的经验将起到重要的作用。可见，"循证医学"和"经验医学"的关系不应该是一个取代一个，而应该是使两者相互补充、互相结合。

综上所述，科学决策是在社会 - 生理 - 心理的医学模式下，以循证医学思维作指导，并以其证据为主要基础，兼顾并结合经验医学的优势，采用科学的方法与技术进行临床决策分析（clinical decision analysis，CDA），加强医患强式互动，从同一目标的多个方案中选择最优方案的过程。

目前，临床决策作为一门理论与实践相结合的独立学科，已日益引起医学界的关注和重视。将来某一天，可以通过现代的决策方法，用一定的数学模型在计算机上进行模拟各种疾病的诊断、治疗方案，再通过计算机程序输出，最后结合临床医生的经验分析确认，从而使临床决策更科学、更合理。

（李惠玲　葛宾倩）

爱上思考：

1. 结合所学内容，谈谈你对预立医疗照护计划（ADs）在临床护理决策中的作用的看法。

2. 如何用经验决策的方法选择晚期阿尔茨海默病病人是否应采取口服喂养还是置管喂养?

3. 如何利用循证护理的方法确定晚期肿瘤骨转移病人的护理重点以及护理方案的选择?

参考文献

[1]　武宏志,张志敏,武晓蓓. 批判性思维初探[M]. 北京:中国社会科学出版社,2015.

[2]　史瑞芬,史宝欣. 护士人文修养[M]. 北京:人民卫生出版社,2012.

[3]　武小悦. 决策分析理论[M]. 北京:科学出版社,2010.

[4]　陶长琪. 决策理论与方法[M]. 北京:中国人民大学出版社,2010.

[5]　董毓. 批判性思维原理和方法:走向新的认知和实践[M]. 北京:高等教育出版社,2010.

[6]　Sackett DL,Straus SE,Richardson WS,et al. Evidence-Based Medicine:How to Practice and Teach EBM[M].2nd ed. Edinburgh:Churchill Livingstone,2000.

[7]　胡雁. 循证护理学[M]. 北京:人民卫生出版社,2012.

[8]　Dicenso A,Cullum N,Ciliska D. ImPlementing evidence-based nursing:some misconcePtions[J]. Evidence-Based Nursing,1998,1(2):38-39.

[9]　Haynes RB,Devereaux PJ,Guyatt GH. Clinical exPertise in the era of evidence-based medicine and Patient choice[J]. ACP J Club,2002,136(2):A11-14.

[10]　Tickledegnen L. From the general to the specific. Using meta-analytic rePorts in clinical decision making[J]. Evaluation & the Health Professions,2001,24(3):308-326.

[11]　SPallek H,Song M,Polk DE,et al. Barriers to imPlementing evidence-based clinical guidelines:a survey of early adoPters[J]. J Evid Based Dent Pract,2010,10(4):195-206.

[12]　李幼平. 循证医学[M]. 北京:人民卫生出版社,2014.

[13]　杨曙光. 肺栓塞的诊断与治疗[J]. 现代诊断与治疗,2005,16(4):193-196.

[14]　成磊,黄双丽. 1例老年痴呆病人饮食的循证护理[J]. 全科护理,2014,12(13):1247-1248.

[15]　彭美慈,Ladislav Volicer,梁颖琴. 美国晚期老年痴呆病人放弃维持生命治疗病例分析[J]. 中华老年医学杂志,2005,24(4):300-304.

[16]　顾平安. 从经验决策到科学决策[J]. 新东方,2003,(4):63-66.

[17]　张超杰,贺达仁,唐利立,等. 当前临床决策的问题及对策[J]. 医学与哲学,2015,26(10):3-5.

[18] 罗光强. 论现代临床护理决策的"非语言性"道德语境[J]. 医学与哲学, 2013, 24(6): 27-29.

[19] Milton C. Weinstein. 临床决策分析(哈佛版)[M]. 曹建文, 主译. 上海: 复旦大学出版社, 2005.

[20] Lees KR, Bluhmki E, von Kummer R, et al. Time to treatment with intravenous alteplase and outcome in stroke: an updated pooled analysis of ECASS, ATLANTIS, NINDS, and EPITHET trials[J]. Lancet, 2010, 375: 1695-1703.

[21] 国家统计局. 2010 年中国人口普查[EB/OL]. [2015-10-15]. 网址: http://www.stats.gov.cn/tjsj/pcsj/rkpc/6rp/indexch.htm.

[22] 国家卫生部. 2012 年中国卫生统计年鉴[M]. 北京: 北京协和出版社, 2012.

[23] Tung CE, Win SS, Lansberg MG. Cost-effectiveness of tissue-type plasminogen activator in the 3- to 4.5- hour time window for acute ischemic stroke[J]. Stroke, 2011, 42: 2257-2262.

[24] Wang YL, Pan YS, Zhao XQ, et al. Recurrent stroke was associated with poor quality of life in patients with transient ischemic attack or minor stroke: finding from the CHANCE trial[J]. CNS Neurosci Ther, 2014, 20: 1029-1035.